シリーズ　公認心理師の向き合う精神障害

横田正夫［監修］

2

心理学からみた　うつ病

坂本真士

［編］

朝倉書店

■監修者

横　田　正　夫　日本大学

■編集者

坂　本　真　士　日本大学

■執筆者（五十音順）

石　川　信　一　同志社大学

檮　木　てる子　静岡福祉大学

勝　谷　紀　子　北陸学院大学

坂　本　真　士　日本大学

滑　川　瑞　穂　明治学院大学

松　浦　隆　信　日本大学

松　原　耕　平　信州大学

松　本　　　昇　信州大学

村　中　昌　紀　静岡福祉大学

山　川　　　樹　東北文化学園大学

山　本　哲　也　徳島大学

横　田　正　夫　日本大学

まえがき

　本書を企画する際，公認心理師が現場でうつ病とおぼしき人に接した場合，どのような知識が必要かを考えてみた．その答えは本書の章立てに表れている．簡単に言えば，本書には，抑うつの心理学的知識と抑うつの症例に関する経験的知識の双方を載せている．うつ病患者が増え続ける今日，国家資格として誕生した公認心理師が解決すべき課題は多い．そして，その課題を解決するためには，心理学的知識と症例に関する経験的知識の双方が必要である．

　「うつ病の治療は精神科医に任せておけばよい．精神科医は勤勉だし，頭もよいし，何と言っても薬の処方ができる．心理職の出る幕はない」という考えはもう古い．確かに薬の処方は心理職にはできない．精神科医の診察を受けた患者に関わる場合，心理職の業務は精神科医の指導下に置かれる．しかし，だ．

　うつ病に罹らないようにするための研究と実践を，心理学は長らく行ってきた．そして，うつ病の予防や心理的介入のためには，うつ病より軽い状態の，抑うつに傾きやすい人の心理について知っておくことが重要である．また，労働者がうつ病になったとして，投薬だけですべてが解決するわけがない．症状が寛解した後の社会復帰の方が重要だが，これは心理職の仕事だ．最近は，新型うつといって，これまでとは違う特徴を持つ抑うつが問題となっている．抗うつ薬が効きにくい新型うつは，「心理」で対応することの重要性を物語る．

　こう考えてみると，うつ病かどうかを重要視し妥当性が不明な操作的診断基準に振り回されるより，うつ病よりも軽い状態を含めて考えた方が，うつ病の予防や心理的介入を考える際に実際的であると思う．また，診断基準未満の人の状態を知り，助け，より健康な状態に導くことも，うつ病患者の治療と同様，意義のあることだと思う．そしてこれらは，公認心理師に任された仕事で，その遂行のためには抑うつの心理学的知識は不可欠なのである．

　ようやく，こういう狼煙を上げられる時期を迎えたのかもしれない．「心理

臨床に携わる者は，臨床的経験を積むことが一にも二にも重要だ」という時代は終わった．面接室に来た人への対応はもちろん，面接室に来られない人，援助が届きにくい人にアウトリーチすることが新しい臨床には求められている．本書を読んだ新時代の公認心理師が活躍し，抑うつに苦しむ人々の役に立つことを心から願う．

　2020 年 11 月

坂 本 真 士

目　　次

うつ病とは

うつ病と抑うつ

a. 抑うつとは

　抑うつは英語では depression という．"depression"の de-（接頭辞）は「下へ」の意であり，-pression は press（圧する）の派生語（名詞形）である．つまり，depress とは強く押しつけることであり，これが転じて意気消沈させる，憂うつにさせるという意味になる．depression は名詞形だから，日本語に訳すと「意気消沈」「憂うつ」となるが，経済学では「不況，不景気」を意味する．精神医学や心理学では「抑うつ」「うつ病」と訳されることが多く，本書も原則としてこれらの訳語を用いる（詳しくは章末に記載）．なお，「抑うつ」という場合の「抑」は「抑制」の意味である．つまり，depression には抑制的な症状（精神運動制止，おっくう感）と憂うつの症状（憂うつな気分）の2側面がある．

b. 気分，症状・症候群，病気（疾病単位）

　単に「抑うつ」といった場合，3つの意味で使われうる．すなわち，気分，症状・症候群，病気（疾病単位）である．

　抑うつ気分（depressed mood）は，落ち込んだり悲しんだりむなしくなったりする感情状態が長続きすることで，程度や持続期間の差はあれど，誰もが経験する．抑うつ気分を経験しても，短期間で消失すれば日常生活がうまくいかなくなることはなく，問題にはならない．

　しかし，抑うつ気分が長期に及ぶと気分以外の問題も出てくる．これが抑うつ症状（depressive symptom）である（表 1.1）．抑うつ症状は，感情面だけでなく，認知，行動，身体面にも及ぶ．これらの抑うつ症状がまとまって出現

表1.1　主な抑うつ症状

DSM の大うつ病診断基準で示されているもの	その他
抑うつ気分	さまざまな身体症状
興味または喜びの喪失	頭痛，腰痛，肩こり，
食欲の減退または増加，顕著な体重の減少や増加	胃痛，性欲の低下，
不眠または睡眠過多	発汗，息苦しさ，下痢，
精神運動性の焦燥または制止	便秘，月経異常など
易疲労感または気力の減退	心気的憂慮
無価値感または過剰(不適切)な罪責感	社交からのひきこもり
思考力や集中力の減退または決断困難	絶望感，不満感
死についての反復思考，自殺念慮，自殺企図	症状の日内変動

すると，抑うつ症候群（depressive syndrome）となる．

　多くの症状が長期間出現すると，日常生活にも問題（機能障害）が出てくる．こうなると専門的な治療が必要となり，この段階で「うつ病」という概念が登場するが，多数の抑うつ症状が一定期間以上続けば必ずうつ病と診断されるわけではない．つまり，抑うつ症状はうつ病でなくても発生するため，うつ病以外の可能性との鑑別が必要となる．たとえば，薬の副作用や甲状腺機能低下症のような身体疾患によっても抑うつ症状が発生するが，このような場合に，抗うつ薬を投与するなどすぐにうつ病の治療を始めることには意味がない．したがって，うつ病と診断するためには，その他の可能性を排除することが必要である．

c.　うつ病の診断

　それでは，どのようにしてうつ病の診断は下されるのか．診断やアセスメントについての詳細は第5章で述べられるが，現在では DSM（diagnostic and statistical manual of mental disorders；精神障害の診断と統計マニュアル）などの操作的診断基準による診断が一般的になっている．DSM-5[1)]によると，抑うつ症状がうつ病という疾病単位としてまとまるには以下の基準がある．（a）抑うつ気分もしくは興味や喜びの喪失を含む，表1.1 左列に挙げた 9 つの抑うつ症状のうち 5 つ以上が 2 週間以上持続すること，（b）これらの抑うつ症状が機能障害を引き起こしていること，（c）物質の生理学的作用または他の医学

的疾患によるものではないこと，(d) 統合失調感情障害，統合失調症，統合失調症様障害，妄想性障害，または他の特定および特定不能の統合失調症スペクトラム障害および他の精神病性障害群によってうまく説明されないこと，(e) 躁病エピソードまたは軽躁病エピソードが存在したことがないこと．このように，この診断基準には，2週間という症状の持続期間と，症状のために著しい苦痛が生じ重要な領域において機能障害が起きていること，そして，抑うつ症状の発生に関わるうつ病以外の可能性を検討し排除することが含まれている．

　なお，操作的診断基準は，実証に基づく精神医学を推進するため，一定の訓練を積めば誰でも同じ診断になるように作られている．医学の本来のあり方からすれば，病気の原因を突き止めることがその後の治療のために重要である．たとえば，胃痛という症状は同じでも，その原因が食中毒か潰瘍かによって，治療法は大きく異なる．しかし，精神疾患においては，原因を1つに特定することは難しく，医師によって異なる見解が出ることもよくある．そのため，DSM では，第3版（DSM-III）以降，病気の原因については棚上げとし，症状やその持続期間によって疾患を操作的に定義している．このことで，医師間の診断の不一致は少なくなり，うつ病に対する科学的な研究が世界的に進み，治療薬の開発や啓発活動につながった反面（1.2 節参照），「うつ病」カテゴリーの中に多様な状態が含まれ，「うつ病」の概念が拡大してしまった．このことが一因で，抗うつ薬の効きにくいうつ病が発生し問題となっている（コラム参照）．

　抑うつに関わる基本事項を押さえたところで，次はうつ病を巡る最近の変化について見ていこう．

1.2　うつ病を巡る最近の変化

a.　うつ病患者数の増加

　うつ病そのものは昔から存在するが，うつ病やうつ病を巡る状況はここ20年で大きく変わってきた．まず目を引く変化として，うつ病患者数の増加がある．厚生労働省による患者調査[2]の結果をまとめた図1.1によると，躁うつ病

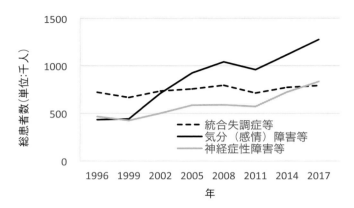

図 1.1　厚生労働省患者調査による患者数の推移（文献 2 より作成）
資料：厚生労働省「患者調査」
総患者数：調査日現在において，継続的に医療を受けている者（調査日には医療施設を
受療していない者も含む）の数を次の算式により推計したもの．
入院患者数＋初診外来患者数＋再来外来患者数×平均診療間隔×調査係数（6/7）

も含む気分（感情）障害の<u>患者数</u>は増えており，2017 年の調査では年間 127
万 6000 人と推計され，1999 年の 3 倍近くになっている．ただしこれは，気分
（感情）障害に<u>罹った人</u>が 1999 年の 3 倍近くになったという意味ではない．患
者調査のデータは，病院や診療所を受診した患者数から推計した数であって，
罹患した人の数（この場合，うつ病に罹った人の数）を現すわけではない．

　では，うつ病に罹った人は実際にどの程度増えているのだろうか．この疑問
に答えるためには，一般人口を対象にした疫学研究が必要である．すなわち，
病院を訪れた人ではなく，市中で生活している人を対象に構造化面接を行い，
その中で精神疾患に関する質問を行って既往歴や現在症を聞き取るのである．
そして，聞き取り内容から診断基準に照らして，被面接者がこれまでの生涯，
あるいは面接日から遡る一定期間（たとえば 6 ヶ月や 12 ヶ月間）に，うつ病な
どの精神疾患の診断基準を満たしていたかどうかを判断する．前者は生涯有病
率，後者は時点有病率として報告される．

　2013〜2015 年に行われた大規模疫学研究（WMHJ2：回答者 2450 人）によ
ると[3]，DSM-IV 診断による大うつ病性障害の生涯有病率は 5.7％，12 ヶ月有
病率は 2.7％であった．ほぼ同様の枠組みで 2002〜2006 年に行われた第 1 回

調査（WMHJ1：回答者 4134 人）では，DSM-IV 診断による大うつ病性障害の生涯有病率は 6.2%，12ヶ月有病率は 2.1%であった[3]．2回の疫学研究では手続きが若干異なるので，単純な有病率の比較はできないが，12ヶ月有病率の増加（0.6 ポイント）だけで患者数の増加を説明することは難しい．

b. うつ病罹患者の医療機関受診率の向上

うつ病の診断基準を満たした人の増加以外に患者数の大幅増に寄与した要因として，抑うつ状態になった人の医療機関受診率の向上が考えられる．再び上記の疫学研究を参照し，DSM-IV の大うつ病性障害の診断基準を過去 12ヶ月間に満たした人の中で，実際に医療機関（精神科医，一般医）を受診した人の割合を見てみよう．WMHJ1 では精神科医を受診した人が 14.8%，一般医を受診した人が 6.8%であったが，WMHJ2 ではそれぞれ 24.2%，15.2%と大幅に増加している．対照的に，その他の専門家（心理士，ソーシャルワーカー，カウンセラー，心理療法家のようなその他のメンタルヘルスの専門家，看護師，医療助手など（その他）の医療専門）への相談は，6.8%（WMHJ1）から 3.0%（WMHJ2）へと，また，その他の相談先（お坊さん，牧師などの宗教家，漢方医，整体師，心霊術師，霊媒師などその他の治療家）への相談も，5.7%（WMHJ1）から 1.5%（WMHJ2）へと，いずれも減少している．このように，診断基準を満たすほどの抑うつ状態になった人の医療機関への受診率は，顕著に高まっている．これは少なくとも 2つのことを意味する．1つは，一般の人が，表 1.1 のような心身の不調を医療の枠組みで捉え，医療機関に相談に行くべきものと考えやすくなったこと（うつ病啓発の効果），もう 1つは，実際に精神科を含む医療機関へのアクセシビリティが上がったこと（精神科医療のイメージ改善）である．

c. うつ病啓発と精神科医療のイメージ改善

このように，うつ病患者増大の背景として，うつ病の啓発活動と精神科医療のイメージの改善が考えられる．以前は，うつ病をはじめとする精神疾患に対しては根強い偏見があり，そのことが精神科受診を抑制してきた可能性がある．特にうつ病は，生涯有病率が高く社会的な負担も大きく[4]，自殺を引き起

こす可能性もあることから，早期発見と早期治療が課題であった．海外では，たとえば英国の Defeat Depression Campaign のような啓発活動が 1990 年代より行われ[5]，日本でも 2000 年頃から，製薬会社によるうつ病の啓発活動が盛んに行われるようになった．これらの啓発活動では，抑うつを測定する尺度をウェブ上で公開し，自己採点をさせ，基準を超えた場合に「うつ病の可能性が高いので専門医へ」などと病院の情報などを流す．

　うつ病啓発活動の背後に製薬会社の販売戦略があったかどうかはともかく，「うつは心の風邪」というキャッチコピーとともに行われた啓発活動は，うつ病に関する知識を一般の人に広め，うつ病は誰でも罹りうる病気であり，罹った場合は専門医の診察と投薬によって治すことができる，というイメージを浸透させたといえる．啓発活動によって，一般の人のメンタルヘルスリテラシーが高まり，うつ病の早期発見と早期治療に結びついて自殺を減らしたとしたら，それらは評価すべきだろう．

　しかし，これらの啓発活動には負の側面もあったといえる．

d.　自己診断とうつ病概念の拡大

　啓発活動およびその背後にある操作的診断基準の持つ副作用として，人々の自己診断とうつ病概念の拡大が挙げられる．まず，啓発活動では「うつ病」とは何かをわかりやすく人々に知らせる必要があった．DSM-III 以降，うつ病の診断は操作的診断基準によってなされるようになりつつあり，すでに述べた診断基準も人々に広まっている．啓発に用いられるウェブサイトでは，これらをセルフチェックさせ，基準を超えるような場合は受診を勧めている．あながち間違っていないようだが，ここには 2 つの問題が隠れている．

　1 つ目は，自己診断である．本来，抑うつの自己評価式尺度では，抑うつ症状の重症度は測定できてもうつ病かどうかは判断できない．しかし，自己診断によって基準を超えた人の中には，「自分はうつ病だ」と思い込み医療機関を受診する人もいる．また現状では，うつ病を診断するための客観的所見はなく，診断は患者の訴えに依存している．

　これが 2 つ目の問題，すなわちうつ病概念の拡大につながる．たとえば，上述のうつ病の診断基準[1]によると，「以下の症状のうち 5 つ（またはそれ以上）

が同じ 2 週間の間に存在し」となっており，各症状についても（自殺念慮を除き）「ほとんど一日中，ほとんど毎日」や「ほとんど毎日」という条件がついている．つまり，診断基準を満たすためには，症状が「ほとんど一日中，ほとんど毎日」あるいは「ほとんど毎日」存在し，それが 2 週間続く必要があるが，診察においては，この基準を厳密に満たさずともうつ病の診断が下される場合がある[6]．

このような，基準値未満の軽い状態まで含まれるように「うつ病」概念が拡大されたという問題に加え，基準値を満たした場合にも「うつ病」の概念拡大が起き，さらなる問題を引き起こしている．つまり DSM-III 以前は，うつ病といえば日本では内因性うつ病のことを暗に指していたが，操作的診断基準によって原因が不問に付されたため，内因性以外の多様な状態が含まれることとなった．そして多様な病態が「うつ病」として認められるようになった結果，抗うつ薬が効きにくい「うつ病」が現れ，難治例として問題になりつつある．

1.3 　本書の目的と構成

a. 「公認心理師として働くため必要な」抑うつの知識

　上述の問題は医学的な診断や治療に関係するものであり，心理職には直接関係しないと考えたとしたら，それは間違いである．確かに，うつ病の「治療」を求めて，心理職のところに直接来る人はあまりいないだろう．しかし，公認心理師が活躍する各領域においては，医師その他の専門家からの紹介でうつ病患者が（疑い例も含めて）心理職に紹介されることは少なくない．このような場合，より多くの時間をとって話を聞いてくれる心理職には，医師などの専門家に聞けなかったうつ病・抑うつに関する疑問（とりわけ心理学的な内容）が寄せられるかもしれない．うつ病に関する啓発が進んだ現状では，患者はうつ病に関する知識をある程度は有しているので，公認心理師すなわち「心理の専門家」としては，少なくとも「うつ病・抑うつに関する心理学的知識」を身につけていなくてはならない．

　また，患者がうつ病であると（疑い例も含めて）認識したならば，心理の専門家として，うつ病を意識した関わり方をすることも必要である．当然，この

場合も，「うつ病に関する心理学的知識」が求められる．

　さらに，うつ病に関して心理学に求められる活動として「うつ病の予防」が挙げられる．今世紀に入ってから日本でも徐々に行われるようになってきた[7]．うつ病やそれより軽いレベルの抑うつに関する予防活動（特に一次予防）は，心理学のプレゼンスを示すことができる貴重な場となった．小学校から職場まで，広く実施することが可能だが，こういった活動に従事するためにも「うつ病やより軽いレベルの抑うつに関する心理学的知識」は欠かせない．

　このように，公認心理師として活躍するために抑うつに関する知識は欠かせないのだが，抑うつについて書かれた書物は医師が執筆したものが多く，（それらの書物の有用性は認められるが）公認心理師にとって必要とされる知識とは必ずしも一致しない．一方で，抑うつに関する心理学的研究や実践は随分積み重なっている．そこで本書では，抑うつの研究や実践における有力な専門家にご協力願い，各章を分担執筆していただいた．心理学者の手による書物であり，公認心理師が現場において参照することで活用できると確信している．

b.　本書の構成と使い方

　本書では，抑うつに関して，前半（第2〜4章）で心理学知見について，後半（第5〜9章）で各領域における実践について記載した（内容を広げるためにコラムを追加した）．紙幅の制限から取り上げられなかった側面もあるものの，かなりの部分をカバーしている．これらの章は，互いに参照し合う部分は多いが，基本的に独立した内容であり，第2章から順番に読み進める必要はない．たとえば，後半の特定の章から読み始め，現場での経験などから，折に触れて前半の章を読むという形でも構わない．

　なお，本書では紙幅の制限から，引用文献において論文等のタイトルを省略するなど，簡略化した表記となった．読者の皆さんにはご不便をおかけするが，あしからずご了承いただきたい．

c.　うつ病と抑うつ—用語の使い分けについて—

　先にも示したが英語の depression を訳す場合，「抑うつ」の他にも，一般的に広まっている言葉として「うつ」や「うつ病」があり，これらの定義は曖昧

である．そこで，本書では，以下のような使い分けを執筆陣にお願いした．

(1) うつ病・大うつ病

「うつ病」は疾病としての概念であり，大うつ病を含むうつ病について記述する場合に用いるが，DSM-III 以降の診断基準に基づく major depression を指し示す場合には，それが明確になるように「大うつ病」と表記する．

(2) 抑うつ・抑うつ症候群（症状・気分）

「抑うつ」は，うつ病の他に，抑うつ症候群，抑うつ症状，抑うつ気分まで含めて表現する場合の総称として用いる．症候群，症状や気分について特定して記述する場合は，「抑うつ症候群」「抑うつ症状」「抑うつ気分」をそれぞれ用いる．「抑うつ」と表記すると「うつ病の診断基準に至らない抑うつ全般」と考える人もいるかもしれないが（心理学では「抑うつ」という用語を多用するためか），「抑うつ」概念からうつ病だけを排除することはできないので，うつ病を含めた総称とする．

なお，この使い方では「抑うつ」にうつ病まで含まれるため，研究対象の病態水準が軽いことを示す場合は，「診断基準未満の抑うつ」「健常レベルの抑うつ」といった表現を用いる．このような細かい注意点がある場合は，各章の冒頭で述べられる．

(3) う　　　つ

「新型うつ」のような例外的な使い方を除き，原則として用いない．

〔坂本真士〕

▶文献

1) American Psychiatric Association（2013）. *Diagnostic and statistical manual of mental disorders*. 5th ed. Washington, DC：American Psychiatric Association.（高橋三郎・大野裕（監訳）（2014）．DSM-5 精神疾患の診断・統計マニュアル　医学書院）
2) 厚生労働省（2019）．平成 29 年（2017）患者調査の概況［https://www.mhlw.go.jp/toukei/saikin/hw/kanja/17/index.html（2020 年 2 月 17 日閲覧）］
3) 川上憲人（2016）．厚生労働科学研究費補助金　精神疾患の有病率等に関する大規模疫学調査研究—世界精神保健日本調査セカンド—　総合研究報告書［http://wmhj2.jp/WMHJ2-2016R.pdf（2020 年 2 月 17 日閲覧）］
4) 福田吉治ほか（1999）．厚生の指標，**46**, 28-33.

5) Paykel, E. S. *et al.* (1997). *American Journal of Psychiatry*, **154** (6 Suppl), 59-65.

6) 中島　聡 (2017). うつ病休職　新潮社

7) 坂本真士・西河正行 (2002). 人間関係学研究, 3, 227-242.

うつ病の生理・神経心理学的理解

2.1 はじめに

　うつ病の病態に対する生物学的側面からの理解は，古くは古代ギリシャ時代から試みられてきた．うつ病を表す「メランコリー（melancholia）」は古代ギリシャ語で黒胆汁を意味しており，気分は黒胆汁を含む4つの体液（血液，粘液，黄胆汁，黒胆汁）のバランスによって成り立つと考えられていた．精神疾患がこうした身体的な影響によって生じるという観点は，今日の生物学的な病態理解の方向性と一致するといえる．過去数十年間，神経生物学的手法をはじめとしたアプローチが急速に進歩してきたことにより，うつ病の生物学的理解に寄与する知見が数多く蓄積されてきた．

　こうしたうつ病の病態を示すものとして，ホルモン分泌量，脳血流動態，遺伝的特徴，脳波指標，神経心理検査指標，末梢神経系指標などをはじめ，さまざまな指標における特異性が見出されている．本章では，こうしたうつ病の病態のうち，(1) 神経生物学（neurobiology），(2) 神経画像（neuroimaging），および (3) 神経心理学（neuropsychology）の観点から，主要な研究知見を概観する．そして，今後のうつ病研究において重要と考えられる方向性について整理する．

2.2 神経生物学に基づくアプローチからの病態理解

　うつ病においては，気分，認知，学習，睡眠，食欲などにおいて重要な役割を果たす，脳のモノアミン作動性システム（monoaminergic systems）の異常が広く認められている．モノアミンとは神経伝達物質の総称であり，うつ病と関連する主なものとして，セロトニン，ノルアドレナリン，ドーパミンなどが

表 2.1　うつ病の神経生物学的異常

主な神経生物学的異常	関連する主な症状，特徴
モノアミン作動性システム異常	
ノルアドレナリン（ノルエピネフリン）の欠乏	学習性無力感，精神運動制止
セロトニンの欠乏	特異的な認知処理と情動処理
ドーパミンの欠乏	アンヘドニア
γ-アミノ酪酸（GABA）の減少[a]	学習性無力感
アセチルコリン受容体の感受性亢進[a]	無気力，学習性無力感，精神運動制止
HPA 系の調節異常[a]	ストレス反応異常，海馬などの脳領域への障害
他の調節システム異常	
甲状腺ホルモン調節異常	エネルギーの代謝などと関連する特性的な抑うつ発症リスク
鈍麻した成長ホルモン分泌	小児期発症うつ病や減少した徐波睡眠と関連する特性的な抑うつの発症リスク
睡眠の神経生理学的変化	減少した徐波睡眠（特性的な神経可塑性の障害のマーカー），REM 睡眠の増大した律動性，睡眠維持障害
サーカディアンリズム	バイオリズムに関わるさまざまな異常（睡眠障害，増大したストレスホルモン，鈍麻した夜間の成長ホルモン，上昇した夜間の体温など）
免疫障害	分裂促進因子に対する減少したリンパ球増殖などの免疫異常
脳代謝，脳血流異常	減少した背外側前頭前野活動，ストレスに対する増大した辺縁系活動

上記の生物学的異常と関連する症状や特徴は，一部の主要なもののみを記載しており，他の症状などとの関連が報告されている場合もある．
[a]これらはモノアミンではないが，モノアミン作動性システムと密接に関連するため，同じシステム異常の分類に含めた．

ある．表 2.1 に示すように，うつ病ではさまざまな異常が報告されているが，本節では特に，モノアミン作動性システムに関連する主要な知見・仮説に焦点を当てて紹介する．

a.　モノアミン仮説

　うつ病の神経生物学的な病態仮説として，うつ病はモノアミンの欠乏から生じ，モノアミンの増大によって治療効果が生じるという「モノアミン仮説

（monoamine hypothesis）」がある[1]. この仮説は古くから，広く検討されてきた.

　仮説が生じた背景としては，まず 1950 年代において，降圧薬であるレセルピンが高頻度に抑うつ症状を惹起することが観察された. 一方で，抗ヒスタミン薬の研究から開発されたイミプラミンと，抗結核薬の研究から開発されたイプロニアジドにおいて，抗うつ効果があることが確認された. レセルピンによってモノアミンが枯渇し，うつ病が引き起こされるのに対して，イミプラミンとイプロニアジドによってモノアミンの分解が阻害され（すなわち，モノアミン量が増大され），うつ病が改善されることから，モノアミンがうつ病の病態に大きく関係するものとして考えられるようになった.

　モノアミン仮説はうつ病創薬研究の基本的な考え方となり，選択的で副作用が少ない多数の次世代の抗うつ薬を合成するのに寄与してきた[2]. たとえば，選択的セロトニン再取り込み阻害薬（selective serotonin reuptake inhibitors：SSRI）やセロトニン・ノルアドレナリン再取り込み阻害薬（serotonin and norepinephrine reuptake inhibitors：SNRI）は，現在でも薬物療法の中心を担っている.

　一方で，モノアミン仮説の限界として，抗うつ薬による作用と臨床的な抑うつ状態の改善に，大きな時間の遅延がある点が挙げられる[3]. すなわち，セロトニンやノルアドレナリンの再取り込み阻害や分解阻害作用は，薬物投与後の 30〜60 分後には生じるのにもかかわらず，うつ病に対する治療効果の発現には，一般的に数週間から 1ヶ月程度の期間が必要となる. これらの結果から，抗うつ薬の作用機序は，急性のモノアミン増強によるものではなく，後述する海馬歯状回における神経新生の増加をはじめ，異なる機序によるものではないかと考えられている[3]. たとえば，麻酔薬であるケタミンの単回の静脈内投与により，数時間以内に少なくとも 3 日後までは抗うつ効果が発現することが報告されている[4]. ケタミンは N-メチル-D-アスパラギン酸（NMDA）型グルタミン酸受容体を阻害することから，治療ターゲットとしての NMDA 型グルタミン酸受容体の有用性を検討するといった，新たなアプローチが展開されている.

　モノアミン仮説に基づく研究知見が数多く蓄積された結果，1990 年代中頃

には，モノアミン仮説が提唱するシンプルな作用機序は支持されないことが明らかになっている[5,6,7]．しかしながら，モノアミンの生理学的機能や，抗うつ薬の作用機序の理解に大きく寄与しており，非常に意義深い仮説であった．

b. 視床下部-下垂体-副腎系仮説

　うつ病と慢性ストレスによる症状の間には，食欲，睡眠，活動性の変化など，共通して見られる特徴がある．そのため，ストレスによる「視床下部-下垂体-副腎系（hypothalamic-pituitary-adrenal axis：HPA 系）」の持続的な活動性上昇などの生化学的な変化が，うつ病をもたらしている可能性がある（図2.1）．こうした病態構造を提起するものとして，視床下部-下垂体-副腎系仮説（HPA 系仮説）がある[8]．

　通常，急性的なストレスによって HPA 系が活性化され，ヒトにおける主要なストレスホルモンであるコルチゾール（cortisol）の合成と放出がなされる．コルチゾールの一時的な分泌増加には，エネルギーレベルの上昇や認知機能の

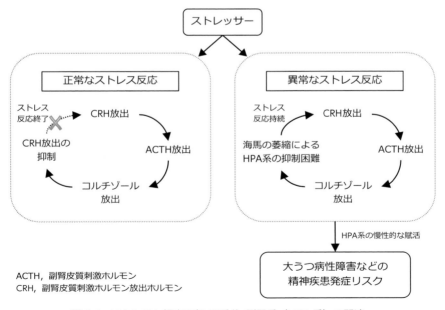

ACTH，副腎皮質刺激ホルモン
CRH，副腎皮質刺激ホルモン放出ホルモン

図 2.1　ストレスと視床下部-下垂体-副腎系（HPA 系）の関連

増強など，適応的な作用がある．そして，海馬による正常なフィードバック機構が作動することによって，これらの反応連鎖（カスケード）の重要な調節ホルモンである副腎皮質刺激ホルモン放出ホルモン（corticotropin-releasing hormone：CRH）や，コルチゾールを放出させる副腎皮質刺激ホルモン（adrenocorticotropic hormone：ACTH）の分泌が抑制され，過剰なコルチゾールの分泌が抑制される．

　一方，うつ病患者の約半数では，こうしたフィードバック機構が機能しないことが報告されており，これがうつ病の病態の１つであると考えられている[3]．調節機能に問題が生じることによって，うつ病ではこれらのコルチゾール，ACTH, CRH のすべての分泌が増加する．そして，コルチゾールの慢性的な増加は抑うつ症状を引き起こすことに加え，成熟したニューロンの破壊や神経新生の抑制による海馬の体積減少など，脳構造や脳機能に妨害的に働くことが報告されている[9]．こうした海馬の構造異常は，海馬が有する HPA 系の調節機能を弱めることにつながり，結果的にコルチゾールの分泌増大と，海馬のさらなる萎縮をもたらすといった悪循環が想定される．

c. 神経可塑性異常仮説

　他の主要な病態仮説として，うつ病の病態には脳由来神経栄養因子（brain-derived neurotrophic factor：BDNF）の発現低下が関与しており，抗うつ治療は BDNF を増すことで抑うつ症状を改善するという神経可塑性異常仮説（BDNF 仮説）が提起されている[10]．

　BDNF は，神経細胞の成長を促し，新しい神経細胞やシナプスに分化することを促す液性蛋白質である．抗うつ薬は，モノアミン作用の増強を介してこの BDNF を徐々に増加させる．増加した BDNF は，海馬での神経細胞の新生を促進することで，ストレスによる海馬への影響を低減し，前述の HPA 系に対する海馬の調節機能を改善する．BDNF 仮説では，BDNF が関与するこれらのプロセスによって，うつ病の治療効果がもたらされることを想定している[2]．

　この仮説においては，抗うつ薬による治療への反応の遅延は，新たな神経の成長や，その神経が回路に取り込まれるまでに時間がかかるためではないかと

考えられている[3]. そのため，モノアミン仮説の限界だった，抗うつ薬の治療効果の発現がなぜ遅延するのかという点についても説明可能である.

　こうした考えは，上述のモノアミン仮説と HPA 系仮説をつなぎ，うつ病の病態や，ストレス脆弱性（diathesis-stress/stress-vulnerability）の理解に重要な役割を果たすとされる[11]. 一方で，こうした仮説とは反する結果の報告があることや，海馬を中心とした BDNF による仮説のみでは，うつ病の病態を説明できない可能性が示唆されているなど[12]，解明すべき点も数多く残されているのが現状である.

2.3　神経画像に基づくアプローチからの病態理解

　認知，情動，行動に関わる神経科学的手法の大きな進歩は，心理現象の背景にある神経基盤の理解に多大なる貢献をしてきた. たとえば，機能的磁気共鳴画像法（functional magnetic resonance imaging：fMRI）などの神経画像の手法は，うつ病をはじめとした精神疾患の脳病態の理解に寄与している. 本節では，特に脳の構造と機能の観点から，うつ病の脳病態の主要な知見について概観する.

a.　脳構造異常

　うつ病患者においては，特定の脳部位における体積の減少や増加といった，脳構造の変容が数多く報告されている. たとえば，うつ病における脳構造変化に焦点を当てたメタ分析では，うつ病患者は健常者と比較して，側脳室の拡大や脳脊髄液量の増大，さらに海馬や前頭前野，大脳基底核の萎縮など，さまざまな異常が認められている[13]. こうした結果のうち，特に側脳室の拡大や海馬体積の減少は，他の研究においても繰り返し報告されている[14]. これらは，脳全体を細かなボクセル単位で捉えるボクセル単位形態計測（voxel-based morphometry：VBM）に基づくメタ分析などでも再現されており[15]，扁桃体，前部帯状回，内側前頭前野，眼窩前頭前野，背外側前頭前野，線条体を含む，うつ病と関連する主要な脳部位の構造・機能変化について示唆を与えている.

　これらのうち，うつ病のリスクファクター（ストレスホルモンへの曝露など）と，脳構造変化の関連性を示すものとして，最も共通して検討されてきた領域は，海馬と内側前頭前野である[16]．これらの領域は，視床下部への直接的・間接的な情報伝達（投射）を通じて，ストレスホルモンの調節に重要な役割を果たしている．一方で，コルチゾールに起因する海馬の体積減少が想定されるなど（2.2b 項を参照），これらの領域はストレスホルモンによる興奮毒性に脆弱であることが示されてきた．増大したストレス経験は，初発の抑うつエピソードの主要因であることを考慮すると[17]，「ストレス経験によって慢性的に増大したストレスホルモンが，脳構造に非機能的な変化を生じさせ，他のさまざまな状態異常と相互に関連することでうつ病がもたらされうる」といったメカニズムを想定することは妥当だと考えられる．

b. 脳機能異常

　うつ病患者においては，認知課題実施時の背外側前頭前野の活動低下や[18,19]，安静時の扁桃体における糖代謝の亢進[20]など，脳の機能や代謝における特異性も数多く報告されている．

　fMRI に基づく主な結果を総合すると，うつ病は，前頭前野と皮質下間における神経回路の機能異常によって特徴づけられる．背外側前頭前野の減少した神経活動と，辺縁系領域の過活動状態が相互に増悪，あるいはそれぞれが影響することによって，情動制御が困難になっている病態が背景にあると考えられている[21,22]．

　具体的には，(a) 感情処理や報酬処理に関わる皮質下領域と，(b) 自動的・潜在的感情処理や自発的な情動調節などの認知制御に関わる皮質領域において，特異性が数多く見出されている[23]．それぞれのプロセスに関わる脳領域として，感情処理には扁桃体などが関連し，報酬処理には線条体などが主に関連すると考えられている．また，自動的・潜在的感情処理には前部帯状回や内側前頭前野など，そして自発的な情動調節といった認知制御には背外側前頭前野や腹外側前頭前野などが主に関連していると考えられている．これらの一連の処理過程は，セロトニンによって調節される内側前頭前野-辺縁系ネットワーク（扁桃体，前部帯状回，内側前頭前野）と，ドーパミンによって調節さ

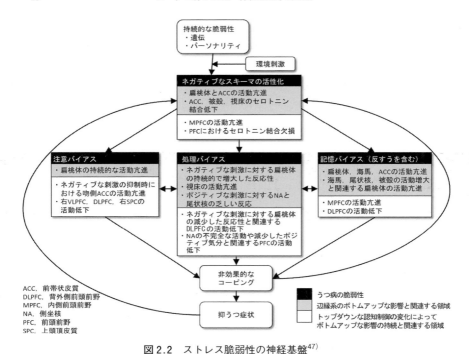

図 2.2 ストレス脆弱性の神経基盤[47]

れる報酬ネットワーク（腹側線条体，眼窩前頭前野，内側前頭前野）として概念化され，うつ病と関連が深いことが示されている.

　こうした病態によって，ネガティブな環境情報からの注意の解放や，ストレッサーによって始発するネガティブな思考の適切な制御が困難となり，反すうや持続的なネガティブ情動といった，認知的・情動的特徴が表出されると考えられる（図2.2）.

2.4 　神経心理学に基づくアプローチからの病態理解

　うつ病患者においては，記憶，注意，遂行機能といった，認知機能の多くの領域に障害が見られることが明らかになっている. ここでの認知機能とは，環境や生体内部からの情報の入力，処理，出力を司る心理機能全般を指し，意

識，言語，表象など，心的過程の基盤となる幅広い領域が含まれている．これらの領域は，日常生活に大きな影響を及ぼすものであり，うつ病患者の病態理解に重要であると考えられる．そこで本節では，こうした認知機能障害に焦点を当てる神経心理学的アプローチを取り上げ，特に３つの領域における認知機能障害を概観する．

a. 記 憶 機 能

　記憶機能とは，生体内外の情報を一定時間保持して，後にその情報を再現して利用する一連の機能を指している．記憶機能は１つの過程ではなく，「記銘（符号化）」「保持（貯蔵）」「想起（検索）」といった３つの段階から構成されると考えられている[24]．これらの３つの記憶システムは相互に密接に関連しており，各段階における処理の障害とうつ病との関連については多くの研究で示されてきた．顕著に報告される問題として，（a）エピソード記憶の想起困難[25]，（b）自伝的記憶の具体性の乏しさ[26]，（c）ワーキングメモリの障害[27]などが挙げられる．特に，顕在的な記憶の障害と関連することが多く，ポジティブな記憶内容に比べ，ネガティブなものを想起しやすい傾向が強く認められている[28]．

　これらの障害は，日常生活や職場における作業効率性の低下や，情報の心的操作の困難といった状態像として現れやすい．うつ病の入院患者群では，抑うつ症状が完全に寛解したにもかかわらず，短期記憶などの記憶機能をはじめとした認知機能が，健常者の水準にまで改善していなかったことが報告されている[29]．そのため，うつ病患者の中には，抑うつ症状が消失した後においても，生活妨害感につながる記憶機能の低下状態を示すものがいる．

b. 注 意 機 能

　注意機能とは，生体内外のさまざまな刺激や情報の中から，そのときの環境において必要なものを選択的に知覚，認知し，行動に持続性，一貫性，柔軟性を持たせる機能を指す．注意機能は，研究者によってさまざまな下位分類が考えられているが，うつ病患者の注意機能の障害においては，（a）覚醒水準や持続的注意から構成される「強度」の障害[30,31,32,33]と（b）選択的注意や配分

的注意から構成される「選択性」の障害[30,31,32,34)]が報告されている．また，ネガティブな情報から注意を解放することの困難さや，ポジティブな情報に注意を向けることの乏しさなどが特徴的である[28)]．

　これらの障害は，日常生活や職務遂行場面において，集中困難や，複数の課題の同時処理の困難，さらに思考の切り替え困難といった状態像として現れることが多い．退院時のうつ病患者において，抑うつ症状は有意に低減した一方で，注意機能をはじめとした認知機能の改善は乏しいこと，すなわち抑うつ症状が消失した後も注意機能の障害が残存していることが示されている[30)]．また，治療反応性の低い患者では，入院時において特に配分的注意に障害が見られ，さらに退院時の配分的注意の障害とうつ病の再発リスクに正の関連が見られた．以上のことから，注意機能の障害は，うつ病の治療反応性や症状の低減，および再発リスクを予測する可能性が指摘されている[30,35)]．

c.　遂 行 機 能

　遂行機能とは，人間が目標志向的活動を有効に成し遂げるために必要な認知過程である．うつ病と不安障害における認知機能障害の広範なレビューにおいて，青年期のうつ病患者では，他の疾患患者と比較して遂行機能の障害が特に顕著であると報告されている[36)]．遂行機能の構成要素についてもさまざまな分類が提起されており，うつ病患者では特に，（a）言語流暢性，（b）プランニング，（c）反応抑制，（d）セットシフティング（状況変化における認知の柔軟性）の障害が報告されている[37)]．これらの障害と，他の認知機能障害が相互に関連し，うつ病患者に特徴的な問題解決の困難がもたらされると考えられている[38)]．

　遂行機能における障害は，新しい場面や自由度の高い状況において問題を生じやすい．遂行機能の障害によって，問題状況に対する効果的な目標の設定や，効率的な行動の実行，および適切なモニタリングが困難となり，状況に合わせた対処の難しさにつながると考えられる．また，うつ病寛解者において，持続的注意などの3つの注意障害と，プランニングなどの3つの遂行機能の能力低下が示されている[31)]．この結果から，これらの持続的な認知機能障害は，うつ病の再発をもたらす脆弱性マーカーの可能性がある[31)]．

d. 認知機能障害の適応上の問題

　記憶機能，注意機能，遂行機能のそれぞれが障害されることにより，職務や学業の効果的な遂行が阻害され[31,39]，さらに社会的に適切な関係を保てないといった，日常生活に生じる適応上の問題が報告されている[40]．また，これらの認知機能障害は，抗うつ薬への抵抗性を予測し[41]，さらに心理教育などの正確な理解や，認知的変数に対する介入技法の正確な実施を妨げる可能性が指摘されており[42]，薬物療法や認知行動療法の治療効果の低下につながることが示唆されている．これらの知見は，認知機能障害が社会機能の問題や治療困難性を生じさせる可能性を示しており，日常生活におけるうつ病の状態像の理解を促進するものと考えられる．

2.5　今後の展望

a. 次元モデルの検証

　うつ病の生物学的理解は大きく進んだ一方で，うつ病の確定的な診断が可能なバイオマーカーは見つかっておらず，病態メカニズムについては未解明である．こうした研究上の停滞をもたらす要因の1つとして，精神疾患の診断基準として広く用いられている「DSM-5」[43]などの操作的診断分類が挙げられる．操作的診断分類では，臨床症状に基づいて，疾患をカテゴリカルに分類する．そのため，信頼性の高い診断が可能になるといったメリットがある．一方で，同じ診断名であっても異なる病態が混在することなどが大きな問題として挙げられ[44]，これがうつ病の異種性，ならびに研究結果の不整合と関係している可能性がある．

　こうした問題へのアプローチの1つとして，米国国立精神保健研究所（NIMH）により主導される枠組みである Research Domain Criteria (RDoC)[45]が提案されている．RDoC では次元モデルを採用し，5つの診断横断的ドメイン（ポジティブ価システム，ネガティブ価システムなど）と，各ドメインにおける8つのマルチレベルな分析観点（自己報告や生理，神経回路や分子など）から精神症状を数量的に理解する．

　こうした次元モデルでは，操作的診断分類では記述できなかった臨床的特徴

も記述が可能であることから，従来の問題を解決できる可能性を秘めている．しかしながら，精神疾患の診断や研究に対して，双方のアプローチのどちらが望ましいのかについては，研究者においてもいまだ合意が得られていない．そのため，今後は次元モデルに基づくうつ病の病態研究の，さらなる知見の蓄積と，その有用性の検証が望まれる．

b.　学際的アプローチの採用

　うつ病は，パーソナリティ傾向や生物学的脆弱性といった個人内の要因のみならず，生活状況や文化，対人関係など，さまざまな環境要因との相互作用によってもたらされる．そのため，本章で述べた生理・神経心理学的観点だけでは，うつ病の病態メカニズムの網羅的な理解は困難である．このような現状の解決策として，生物学的側面に焦点を当てたアプローチと，心理社会的側面に焦点を当てたアプローチを統合する方法論（たとえば，神経認知療法）に注目が集まっている[46]．

　こうした学際的なアプローチは，（1）心理学的概念の洗練や病態の精緻な理解，（2）治療効果の作用機序の同定，（3）介入方法の最適化・個別化，および（4）新たな臨床心理学的アプローチの創出などに寄与しうる点で，今後のうつ病研究の発展に大きく寄与する可能性を秘めている．うつ病に対する理解を深め，すべての人々にとって最大限に資する心理臨床実践の実現に向けて，領域横断的なうつ病研究のさらなる進展が期待される．　　　　　　　〔山本哲也〕

▶文献

1) Stahl, S. M.（2008）. *Stahl's essential psychopharmacology : Neuroscientific basis and practical applications*. 3rd ed. Cambridge University Press.
2) 楢林義孝（2008）. 甘利俊一（監修），加藤忠史（編）　シリーズ脳科学 6　精神の脳科学　東京大学出版会　pp.125-156.
3) Hyman, S. E., & Cohen, J. D.（2013）. E. R. Kandel *et al.*（Eds.），*Principles of Neural Science*. 5th ed. McGraw-Hill Companies. pp.1402-1425.
4) Berman, R. M. *et al.*（2000）. *Biological Psychiatry*, **47**（4），351-354.
5) Duman, R. S. *et al.*（1997）. *Archives of General Psychiatry*, **54**（7），597-606.
6) Ressler, K. J., & Nemeroff, C. B.（1999）. *Biological Psychiatry*, **46**（9），1219-1233.

7) Schatzberg, A. F., & Schildkraut, J. J. (1995). F. E. Bloom & D. J. Kupfer (Eds.), *Psychopharmacology : The fourth generation of progress*. Raven Press. pp.911-920.

8) Thase, M. E. *et al.* (2015). I. H. Gotlib & C. L. Hammen (Eds.), *Handbook of Depression*. 3rd ed. Guilford Press. pp.182-201.

9) Lyons, D. M. *et al.* (2007). *Biological Psychiatry*, **62** (10), 1171-1174.

10) Groves, J. O. (2007). *Molecular Psychiatry*, **12**, 1079-1088.

11) 尾崎紀夫 (2009). 野村総一郎ほか (編)　標準精神医学 第4版　医学書院　pp.289-315.

12) Berton, O. *et al.* (2006). *Science*, 311 (5762), 864-868.

13) Kempton, M. J. *et al.* (2011). *Archives of General Psychiatry*, **68** (7), 675-690.

14) Pizzagalli, D. A., & Treadway, M. T. (2015). I. H. Gotlib & C. L. Hammen (Eds.), *Handbook of depression*. 3rd ed. Guilford Press. pp.202-219.

15) Bora, E. *et al.* (2012). *Journal of Affective Disorders*, **138** (1-2), 9-18.

16) Sapolsky, R. M. (2000). *Archives of General Psychiatry*, **57** (10), 925-935.

17) Hammen, C. (2005). *Annual Review of Clinical Psychology*, 1, 293-319.

18) Harvey, P-O. *et al.* (2005). *Neuroimage*, **26** (3), 860-869.

19) Okada, G. *et al.* (2003). *Neuropsychobiology*, **47** (1), 21-26.

20) Drevets, W. C. *et al.* (2002). *European Neuropsychopharmacology*, **12** (6), 527-544.

21) Mayberg, H. S. *et al.* (2005). *Neuron*, **45** (5), 651-660.

22) Ray, R. D., & Zald, D. H. (2012). *Neuroscience and Biobehavioral Reviews*, **36** (1), 479-501.

23) Kupfer, D. J. *et al.* (2012). *Lancet*, **379** (9820), 1045-1055.

24) Baddeley, A. (1994). *Your memory : A users guide*. 2nd ed. Penguin.

25) Cabeza, R. *et al.* (2003). *Journal of Cognitive Neuroscience*, **2**, 249-259.

26) Williams, J. M. G., & Dritschel, B. H. (1988). *Cognition and Emotion*, 2 (3), 221-234.

27) Elliott, R. *et al.* (1996). *Psychological Medicine*, **26**, 975-990.

28) Harvey, A. G. *et al.* (2004). *Cognitive behavioural processes across psychological disorders : A transdiagnostic approach to research and treatment*. Oxford University Press.

29) Reischies, F. M., & Neu, P. (2000). *European Archives of Psychiatry and Clinical Neuroscience*, **250** (4), 186-193.

30) Majer, M. *et al.* (2004). *Psychological Medicine*, **34** (8), 1453-1463.

31) Paelecke-Habermann, Y. *et al.* (2005). *Journal of Affective Disorders*, **89**, 125-135.

32) Paradiso, S. *et al.* (1997). *The Journal of Nervous and Mental Disease*, **185**, 748-754.

33) Weiland-Fiedler, P. *et al.* (2004). *Journal of Affective Disorders*, **82**, 253-258.

34) Trichard, C. *et al.* (1995). *Psychological Medicine*, **25**, 79-85.

35) Yamamoto, T., & Shimada, H. (2012). *Applied Neuropsychology*, **19** (3), 183-191.

36) Castaneda, A. E. *et al.* (2008). *Journal of Affective Disorders*, **106**, 1-27.

37) Rogers, M. A. *et al.* (2004). *Neuroscience Research*, **50** (1), 1-11.

38) Levin, R. L. *et al.* (2007). *Cognitive Therapy and Research*, **31** (2), 211-233.

39) Sohlberg, M. M., & Mateer, C. A. (2001). *Cognitive rehabilitation : An integrative neuropsychological approach*. Guilford Press.

40) Austin, M. P. *et al.* (2001). *British Journal of Psychiatry*, **178**, 200-206.

41) Kampf-Sherf, O. *et al.* (2004). *Journal of Affective Disorders*, **82**, 453-459.

42) Crews, W. D., & Harrison, D. W. (1995). *Neuropsychology Review*, **5**, 81-123.

43) American Psychiatric Association (2013). *Diagnostic and statistical manual of mental disorders*. 5th ed. Washington, DC：American Psychiatric Association.（高橋三郎・大野裕（監訳）(2014). DSM-5 精神疾患の診断・統計マニュアル　医学書院）

44) Insel, T. R. (2009). *Archives of General Psychiatry*, **66** (2), 128-133.

45) Insel, T. *et al.* (2010). *American Journal of Psychiatry*, **167** (7), 748-751.

46) 山本哲也 (2018). 認知療法研究, **11** (1), 13-22.

47) 山本哲也 (2016). 貝谷久宣ほか（編）　マインドフルネス―基礎と実践―　日本評論社 pp.51-63.

うつ病の認知心理学的理解

3.1 はじめに

本章では，大うつ病の病理および病態を認知心理学的側面から理解すること を試みる．この領域の研究は，健常者と比べて大うつ病患者に特異的な認知プ ロセスを見つけ出し，その認知プロセスを介入ターゲットとすることで，大う つ病の効果的な治療が提供できるのではないか，という視座に基づき行われて いる．ベック（A. T. Beck）の認知理論[1]以後，大うつ病を引き起こすのは経 験した（ネガティブな）出来事自体ではなく，その出来事に対する認知プロセ スや情報処理であると考えられるようになった．認知プロセスにはさまざまな ものがあり，その多くは，注意や記憶といったように，認知心理学研究で扱わ れてきた概念である．その中でも代表的なトピックを取り上げて，それらの研 究知見とアセスメントツール（表3.1）を紹介する．具体的には，反すう，ス キーマ，解釈バイアス，注意バイアス，ワーキングメモリと認知制御，回避， アンヘドニア，自伝的記憶，エピソード的未来思考，社会的問題解決を扱う．

3.2 反 す う

反すう（rumination）は，自己，自身の感情，個人的な懸念と心を乱される 経験についての反復的かつ持続的なネガティブ思考と定義される[2,3]．大うつ 病患者の思考は概してネガティブなものに偏りやすい．自動思考がその典型例 であるが，反すうはそのような特定のネガティブ思考を指すのではなく，反復 的かつ持続的であるという点に立脚して定義されている[4]．反すうは抑うつだ けでなく，不眠，アルコール乱用，体験からの回避，社会的問題解決障害な ど，さまざまな臨床上の問題と関連する．反すうに関する研究には大きく3つ

表 3.1　抑うつと関連する認知的構成概念のアセスメントツール（日本語版が存在するもののみ掲載）

構成概念	尺度・課題名
反すう	Ruminative Responses Scale[6]
	Rumination Reflection Questionnaire[8]
反すうについてのメタ認知	Positive Beliefs about Rumination Scale[18]
	Negative Beliefs about Rumination Scale[88]
非機能的スキーマ	Dysfunctional Attitude Scale[25]
	Leiden Index of Depression Sensitivity-Revised[40]
早期不適応スキーマ	Young Schema Questionnaire Short Form[127]
スキーマモード	Schema Mode Inventory[128]
マインドフルネス	Mindful Attention Awareness Scale[129]
	Five Facets Mindfulness questionnaire[130]
思考抑制	White Bear Suppression Inventory[131]
	Thought Control Ability Questionnaire[132]
回避	Cognitive and Behavioral Avoidance Scale[80]
	Acceptance and Action Questionnaire-II[82]
アンヘドニア	Fear of Positive Emotion[86]
侵入記憶	Trauma Film Paradigm[133]
	Impact of Event Scale-revised[134]
社会的問題解決	Means-Ends Problem Solving[120]
	Social Problem-Solving Inventory-Revised[118]

ここに挙げたものはごく一部であり，その他多数の課題・尺度が存在する．特に，注意バイアス，ワーキングメモリ，自伝的記憶，エピソード的未来思考等の課題については本文を参照のこと．肩付き番号は出典・参考文献（日本語版）．

の流れがある．

　第一に，特性的な反すうを説明する反応スタイルに関する研究がある．ノレンホエクセマ（S. Nolen-Hoeksema）が提唱した反応スタイル理論[4]は，経験した出来事に対する反すう型の反応スタイルがその後の抑うつを予測することを示す[5]．現在では，反すう型反応スタイルは RRS（Ruminative Responses Scale）[5,6]によって測定される．RRS には 2 つの下位因子，考え込み（brooding）と反省的熟考（reflective pondering）があり，反すうを適応的な側面と不適応的な側面に分ける試みがなされている．考え込みは「なぜ自分は他の人にはない問題を抱えているのだろうか」というように考える反応であり，抑うつを導く不適応的な反すうと分類される．反省的熟考は「なぜ自分が落ち込ん

でいるのか理解するために，最近あった出来事について分析する」というように問題解決へ向けての分析的な思考を反映し，抑うつを予測しない適応的な反すうと分類される[5]．また，この2因子はトラップネル（D. D. Trapnell）とキャンベル（J. D. Campbell）の作成した RRQ（Rumination Reflection Questionnaire）[7,8]の下位因子である反すう（rumination）と省察（reflection）とも対応する．

　状態的な反すう反応スタイルを観察するために，反すう気分誘導という手法が開発されている[9,10]．反すう気分誘導は，自己の感情や症状とそれらの原因や結果に関する，紙に記述された45個の文章（例：自分の感じていることが何を意味しているかについて考えてください）について，8分間考えることを求める課題である．健常者は反すう気分誘導に反応しにくいが，一定水準の抑うつ症状を呈す者は反すう気分誘導に反応して悲しみ気分が増幅する[9]．さらに，問題解決能力に干渉が生じたり，快活動へ向けた行動が減少したり，実行制御に干渉が生じたりする[2]．

　第二に，自己注目に関する研究[11]から発展した反すう理論がある．マーティン（L. L. Martin）とテッサー（A. Tesser）が提唱した反すうの制御理論[12]は，反すうを目標志向的な認知活動と捉え，状態的な反すうが生起するメカニズムを説明する．制御理論に基づけば，反すうは現実自己と理想自己のセルフディスクレパンシー[13]から生じる．つまり，現実の自己をどのようにすれば理想の自己に近づけることができるか，その自己制御の一環として状態的な反すう思考は生じる．したがって，制御理論に基づけば，反すうは出来事に反応して生じる必要はなく，個人にとっての未達成の目標が存在し，それが活性化すればいつでも生じうる．反すうが生じた結果，問題解決が行われたり目標を諦めたりすれば，それは適応的な反すうとなりうるが，セルフディスクレパンシーへの注目が持続すれば不適応的な反すうとなる．制御理論の実証を試みたロバート（H. Roberts）らは，未達成の目標を実験的に活性化させると，その後に行われた作業的な課題中に反すう思考が生じやすくなることを示している[14]．

　近年，ワトキンス（E. R. Watkins）とノレンホエクセマ[15]は反応スタイル理論と制御理論を統合させ，習慣と目標から説明を試みる理論（habit-goal

framework）を提唱している．この理論は，セルフディスクレパンシーから生
じる反すうが次第に習慣化し，文脈（環境内の手がかり）と結びついた行動と
して目標なしに生じるようになることを説明する．

　第三に，反すうのメタ認知理論に関する研究がある．反すうのメタ認知理論
は反すうと抑うつのメタ認知療法[16]の基盤をなすものである．メタ認知理論
では，CAS（cognitive attentional syndrome；認知注意症候群）と呼ばれる，
認知や注意への捕らわれが反すうのような反復思考を持続させ，抑うつを導く
ことを仮定している．重要なのは，なぜ CAS に捕らわれ続けるのかという点
である．反すうのメタ認知理論では，そこに2つのメタ認知が絡んでいると考
える．1つは反すうについてのポジティブなメタ認知的信念[17,18]であり，「反
すうをすることで自身の問題の解決策が見つかるはずだ」というように，反す
うについての利益に関する信念を指す．もう1つは反すうについてのネガティ
ブなメタ認知的信念[19,20]であり，「反すうすることは自分自身がコントロール
できなくなることを意味する」や「反すうが私自身に害を与えることがある」
といったように，反すうすることによる危険や害，制御不能性を表す信念を指
す．反すうのメタ認知モデルでは，次の流れが想定されている．何らかの引き
金に反応して反すうについてのポジティブなメタ認知的信念が活性化し，その
活性化した信念が問題解決や自己理解を目的とした反すうを引き起こす．しか
しながら，反すうしているうちにネガティブ感情が生起し，反すうについての
ネガティブなメタ認知的信念が活性化する．ネガティブなメタ認知的信念は回
避などの不適切な対処方略を招き，反すう思考に取り組む時間を増加させる．
その結果として抑うつが増幅する．縦断的な研究によって，反すうについての
ネガティブなメタ認知的信念は縦断的に高水準の抑うつを予測することが示さ
れている[19,20]．

3.3 ▶ スキーマ

　スキーマとは考え方の枠組みのことである．ベックの認知理論[21]では，大
うつ病患者には自己・世界・未来に対する抑うつ的なスキーマが見られること
が仮定されており，この3つはまとめて認知トライアド（cognitive triad）と

呼ばれている．ここでは，その後の研究において特定が進められてきた非機能的スキーマ（dysfunctional schema），ネガティブ自己スキーマ（negative self-schema），早期不適応スキーマ（early maladaptive schema）について取り上げ，詳細な説明を加える．

　非機能的スキーマは，大うつ病に特有の，精神的健康にとって役に立たない考え方の枠組みを指す．非機能的スキーマは「自己がどれくらいネガティブな存在か」についての概念ではなく，個人が物事の成功・失敗や対人関係について抱く信念や仮説についての概念である．非機能的スキーマはベックの認知理論から生まれてきた概念である．ベックの認知理論では，「認知」を心理療法で扱うに当たって，出来事に対して自動思考が浮かび，その結果として感情が生じるという流れを想定している[22]．このときに，出来事に対してどのような推論を行い，どのような自動思考が浮かぶかを調整しうるのが非機能的スキーマである．非機能的スキーマは自記式尺度の DAS（Dysfunctional Attitude Scale）[23,24,25]によって測定される．DAS では，大うつ病に特徴的な非機能的スキーマ領域として，物事の成功や失敗をどのように捉えるかに関する達成領域や，自己を完全にコントロールできるかどうかに関する自律性領域，他者からの承認をどれくらい重視するかに関する依存領域がある[24]．

　ネガティブ自己スキーマは非機能的スキーマよりも直接的に，自己がどれくらいネガティブな存在であるかを反映する概念である．古典的には，特性形容詞（例；無能な）がどれくらい自己に当てはまるか，その自己叙述性をネガティブ自己スキーマの指標としてきた[26]．ドゾア（D. J. A. Dozois）とドブソン（K. S. Dobson）の開発した PDST（Psychological Distance Scaling Task）[27,28]は，特性形容詞の感情価と自己叙述性を回答してもらう実験課題であり，ポジティブおよびネガティブな自己スキーマの内的連結性を測定する．特性形容詞の自己叙述性はスキーマの内容（例；どれくらい自分が無能か）を測定するが，PDST はスキーマの構造（例；無能‐無価値‐孤独のような意味ネットワーク）を測定する．ドゾアらは，大うつ病患者や抑うつ者は健常者に比べて，ネガティブな特性形容詞群の感情価および自己叙述性を同程度に見積もる傾向にあり，このことから，大うつ病患者はネガティブな自己の内的連結性が高いという特徴を見出している[29]．また，大うつ病患者は健常者に比べて，

ポジティブな特性形容詞の感情価と自己叙述性の評定に大きな分散が見られ，ポジティブな自己の内的連結性が低いことも見出している．ポジティブおよびネガティブな自己スキーマの内的連結性は，早期不適応スキーマの影響を統制したとしても抑うつと関連する[30]．さらに，ネガティブな自己スキーマの内的連結性の高さとポジティブな自己スキーマの内的連結性の低さは，ストレス経験の多さと交互作用し，1年後の抑うつを予測することが示されている[31]．以上のことから，ネガティブな自己が連鎖して活性化しやすいことが大うつ病の脆弱性となっている可能性がある．

　早期不適応スキーマはヤング（J. E. Young）のスキーマ療法[32]の発展とともに提唱された概念であり，ネガティブ自己スキーマを子細に領域分けしたものとして位置づけられる．早期不適応スキーマは，幼少期の重要他者との関わりの中で形成され，その後の人生において持続する，自滅的な認知と感情のパターンである[32]．大うつ病と特に関連するのは断絶と拒絶（disconnection and rejection），および自律性とパフォーマンスの障害（impaired autonomy and performance）領域である[33]．断絶と拒絶領域のスキーマを持つ者は，他者を，自己の基本的な欲求を満たしてくれる存在と見なすことができない．自律性とパフォーマンスの障害領域のスキーマを持つ者は，過保護な親の下で育つことが多く，大人になっても家族から自立することができず，他者依存的な特徴を示す．

　特性的なスキーマについての研究が進む一方で，状態的に活性化する抑うつスキーマこそが大うつ病の脆弱性であるとする議論がある．この議論はベックの認知理論の修正として提出されたものである[34,35]．非機能的スキーマを測定するDAS得点は，大うつ病から回復すると健常者と同等の水準まで低下することが明らかとなってきた[36]．しかしながら，大うつ病の経験者にネガティブ気分誘導を行うと，現在大うつ病を抱える者と同等のレベルまでDAS得点が上昇することが明らかとなった[37]．つまり，非機能的スキーマは常に抑うつの脆弱性として働くわけではなく，ネガティブ気分が喚起されたときに状態的な脆弱性として働くと考えられる．実際に，ネガティブ気分誘導によってDAS得点が上昇する個人ほど，後の大うつ病の再発率が高いことが示されている[38]．ネガティブ気分下において活性化する非機能的スキーマを測定す

る尺度として LEIDS-R（Leiden Index of Depression Sensitivity-Revised）[39,40]がある．また，早期不適応スキーマ研究では，スキーマモードと呼ばれる，早期不適応スキーマに基づいて状態的に活性化されたモードがさまざまな症状と結びつくこと，治療のターゲットになりうることが示されている[41,42]．

3.4 解釈バイアス

　日常生活の中で曖昧な情報に出会ったとき，我々はその解釈を試みる．大うつ病患者は健常者に比べてその解釈がネガティブなものに偏ることが明らかとなっている[43]．解釈バイアスを測定する代表的な課題として SST（Scrambled Sentence Test）[44,45]がある．SST では「暗い 見通しは 明るい とても 将来の」のように 5～6 語の単語が与えられ，参加者はそれを並べ替えて作文することを求められる．完成した文章が「将来の見通しはとても明るい」であればポジティブな，「将来の見通しはとても暗い」であればネガティブな解釈バイアスが生じたと扱われる．また，解釈バイアスを測定する質問紙に CBQ（Cognitive Bias Questionnaire）[46]や IBQ（Interpretation Bias Questionnaire）[47]がある．あるシナリオについて，前者は考えられる解釈を 4 つの選択肢の中から選んでもらうもので，後者は考えられる解釈を参加者自身に複数案出してもらった上で最も可能性の高い解釈を選択してもらうものである．

　解釈バイアスと抑うつは相互増強の関係にあるとされ，そのメカニズムはベックの認知理論やイングラム（R. E. Ingram）の情報処理理論[48]により説明されうる[43]．先述したように，スキーマは出来事に対してどのような推論，解釈が行われるかを調整する．イングラムは解釈バイアスを中心とした抑うつ的情報処理ネットワークを想定している[48]．経験した出来事に対してネガティブな解釈が行われると，それと対応する抑うつ的な情報処理ネットワークが活性化され，抑うつ気分が経験される．さらに，抑うつ的情報処理ネットワークに含まれる記憶を次なる出来事の解釈に用いるようになり，それがネガティブな解釈を助長する．ネガティブな解釈を繰り返し行うようになると，その情報処理ネットワークが増強されるため，抑うつ気分に陥りやすくなるといえる．

3.5 ▶ 注意バイアス

　注意バイアス（attentional bias）とは，ポジティブ刺激に対する注意が困難
となったり，ネガティブ刺激や脅威刺激に対して選択的に注意が向きやすく
なったり，その刺激から注意を離せなくなったりと，注意に偏りが生じること
を指す．注意バイアスは主に不安症状との関連が示唆されてきたが，後に抑う
つとの関連が指摘されるようになった[49,50]．現在では，抑うつは，注意の初
期段階における自動的な処理（刺激の形態などの処理）よりも，注意の後期段
階における深い処理（刺激の意味などの処理）に基づくバイアスに関連すると
考えられている[50,51,52]．これまでに，注意のさまざまな側面における注意バ
イアスが観察されてきたが，中でも視覚的注意の定位（orienting）における
捕捉（engagement）段階と解放（disengagement）段階における注意バイア
スの研究が代表的である．捕捉とは注意を刺激に向ける段階を指し，解放とは
注意を刺激から離す段階を指す．注意の解放は，捕捉と比べて時間的に後の段
階になるため，刺激に対する深い処理が行われやすい．そのため，大うつ病患
者はネガティブ刺激に対する注意の解放困難を示す傾向にある[53]．いくつか
の研究では，ネガティブ刺激に対する注意バイアスが縦断的に未来の抑うつを
予測する要因となることが示されている[54,55]．また，ポジティブ刺激に対し
て，抑うつ者は注意の持続が困難である，つまり注意が早々に解放されてしま
うとする知見がある[56]．

　古くから注意バイアスの測定に用いられてきたのはストループ課題[57]で
あったが，ストループ課題の反応時間には注意バイアス以外の要素が混在す
る[58]．そこで，視覚的な注意バイアスの測定に特化したドット・プローブ課
題（Dot-Probe Task）[59]が開発され，広く用いられるようになった．一般的な
ドット・プローブ課題では，はじめに，画面の左右に感情刺激（ポジティブ刺
激やネガティブ刺激）とニュートラル刺激が呈示される．それが消失すると，
続いてドットが左右のどちらかに呈示され，参加者はドットが左右のどちらに
出現したかを素早くキー押しで回答する．もしもネガティブ刺激に対する注意
バイアスが生じていれば，ネガティブ刺激が呈示された位置にドットが呈示さ
れれば反応が速くなり，ネガティブ刺激とは反対の位置にドットが呈示されれ

ば反応が遅くなるはずである．大うつ病患者を対象とした研究では，ネガティブ刺激を比較的長時間（おおよそ 1000 msec 以上）呈示したときに限って注意バイアスが観察されることが明らかとなってきた[60]．さらに，同様の結果は大うつ病の寛解群[61]や遺伝的ハイリスク群[62]においても追試されている．なお，ドット・プローブ課題は再検査信頼性および内的一貫性が低いために批判の対象となっているが[63,64,65]，アイトラッカーを用いた課題では，大うつ病患者がネガティブ刺激からの解放困難を示すエビデンスが蓄積されており[56,66]，ドット・プローブ課題の信頼性そのものは抑うつと注意の解放困難との関連についてのエビデンスを損なうものではない．

　注意は情報処理の入り口であり，注意を通して入ってきた情報は解釈され，記憶として記銘される．したがって，ネガティブ刺激に対する選択的な注意バイアスはネガティブな解釈バイアスを招き，ネガティブ記憶の固定化を導く可能性がある[67]．認知バイアスの結合（combined cognitive bias）を検証した研究はこの仮説を支持している[68,69,70]．

3.6　ワーキングメモリと認知制御

　先述したように，反すうに代表されるネガティブ思考を止められないことは大うつ病の強い予測要因となる．では，なぜネガティブ思考は止められなくなるのだろうか．注意バイアスはその 1 つの原因になりうるが[71]，それ以外にも，ワーキングメモリ（working memory）や認知制御（cognitive control）の異常が関与する可能性が追究されている．

　ヨアマン（J. Joormann）らは，ワーキングメモリへと入ってくるネガティブ情報を抑制できないこと，あるいはワーキングメモリ内で活性化したネガティブ情報を排除できないことが大うつ病のリスク要因であると考え[72]，これを検証する一連の実験を行っている．代表的な実験課題として，ネガティブプライミング課題と修正版スタンバーグ課題が挙げられる．ネガティブプライミングとは，先行する試行ではディストラクターであった刺激が後続する試行でターゲットとなると，そのターゲットに対する反応時間が遅延する現象である．抑うつ群の参加者は，先行するネガティブ刺激を抑制できずワーキングメ

モリへの取り込みを行ってしまい，ネガティブ語のターゲットに対する反応が早くなることが示唆されている[73,74]．ヨアマンとゴトリブ（I. H. Gotlib）が用いた修正版スタンバーグ課題[75]は，既存の課題では必要とされた，ワーキングメモリ内で活性化した情報を，それが不必要となったときにワーキングメモリから排除する早さを測定する課題である（詳細な手続きは文献 76 を参照）．ヨアマンとゴトリブは，大うつ病群は統制群に比べて不必要になったネガティブ語が干渉し反応時間に遅延が見られることを示している[75]．

3.7　回　　避

認知面や行動面における回避は，報酬や正の強化が得られる機会の減少へとつながり，そのため抑うつを招くことが理論的に指摘されている[77,78]．認知行動回避傾向を測定する尺度（Cognitive and Behavioral Avoidance Scale）[79,80]や，アクセプタンス＆コミットメント・セラピーにおける概念である体験への回避（experiential avoidance）を測定する尺度[81,82]がある．回避はさまざまな認知行動的変数と関連する．たとえば，反すうを続ける行動は嫌な状況を回避する機能を有すると考えられている[3,78]．また，後述するように，自伝的記憶を思い出すことに対する回避は，概括化を招いたり，抑うつへとつながったりする可能性がある[83]．

3.8　アンヘドニア

アンヘドニアとは，活動を楽しめなくなったり意欲が減退したりすることを意味し，大うつ病の診断基準において中核症状をなす[84]．大うつ病において，アンヘドニアは活動水準と大きく関係する．アンヘドニア症状を抱えると，活動への興味が見出されなくなるため，「部屋で一日を過ごす」というように，抑止的な行動へとつながる．結果的に，ますます社会的な報酬（他人と話すこと等）が減り，ポジティブ気分の低下が生じる．大うつ病の認知研究では，ポジティブ感情に対する恐怖（fear of positive emotion）や，ポジティブ気分への反応の仕方（response to positive affect）がアンヘドニアに関与すると考え

られている.

ポジティブ感情に対する恐怖とは，文字通り，ポジティブ感情を抱いている状態を恐れることを意味する[85,86,87]. 大うつ病患者や抑うつ者の中には，その長い病歴とともにネガティブ気分状態でいることが当然となり，ポジティブ気分状態になることを恐れるようになる者がいる. ネガティブ気分状態がベースラインとして存在することが，ポジティブ感情への恐れを導いている可能性がある[88]. また，ポジティブ気分への反応の仕方として dampening[89] という概念が提唱されている. dampening とは，ポジティブな出来事が起きたりポジティブ気分になったりしたときに，「これは何かの間違いだ」「こんなに良いはずがない」というように，ポジティブな状態を否定するような反応スタイルを指す. 縦断的研究において，高水準の dampening は抑うつの悪化を予測することが示されている[90].

3.9 自伝的記憶

個人が経験したエピソードやそれに関わる知識の集合体である自伝的記憶には，抑うつによるバイアスがさまざまな側面で生じることが明らかとなっている. この領域の研究をレビューしたダルグレイス（T. Dalgleish）とウェルナー・サイドラー（Werner-Seidler）は，大うつ病に見られる自伝的記憶の異常として，ポジティブ記憶の乏しさ，ネガティブ記憶バイアス，カテゴリー化記憶（自伝的記憶の概括化），自伝的記憶に対する回避・抑制があると議論している[91].

ポジティブ記憶の乏しさはアンヘドニア症状の一部であると考えられ，その代表例は気分不一致記憶の低下[92]である. ポジティブな気分不一致記憶の低下とは，簡単にいえば，ネガティブ気分に陥ったときにその気分を改善するためのポジティブな記憶を思い出せなくなることである. 健常者においては，ネガティブ気分誘導後のポジティブ記憶の想起による気分改善効果が認められるが，大うつ病の経験者や抑うつ者においてはこの効果が消失することが明らかとなっている[93,94]. この現象の説明として，抑うつ群では，過去のポジティブ記憶を思い出したとしても，その記憶当時の自己と現在の悪い状態の自己を

比較して，セルフディスクレパンシーからかえってネガティブ気分に陥ってしまう可能性が指摘されている[95]．その証拠に，現在の自己と同一人物が経験したとみなせるような過去のポジティブ記憶を思い出した際には，大うつ病患者においても気分改善効果が観察される[96]．

　抑うつ者に見られるネガティブ記憶バイアスには FAB（fading affect bias）の減少や侵入記憶の増加がある．FAB とは，ネガティブな自伝的記憶がポジティブな自伝的記憶よりも忘却されやすい現象である．健常者には FAB が見られるが，抑うつ者は FAB が弱まることが明らかとなっている[97]．侵入記憶とは，思い出すことを望まないネガティブあるいはトラウマティックな記憶を，ふと意図せず思い出してしまうことであり，いわゆるフラッシュバックの1つである．侵入記憶は PTSD の症状として代表的であるが，大うつ病患者や抑うつ者においても高い比率で観察されることが明らかとなっている[98]．高水準の侵入記憶は後の抑うつ症状の悪化を予測することが示されている[99]．また，その侵入記憶に対する認知的・情動的な反応が強いことが大うつ病を特徴づける[100,101]．

　自伝的記憶の概括化とは，特定の日時・場所で起きたエピソードの想起を求めているにもかかわらず，複数の出来事が集約された概括的な記憶（例；よく試験で失敗してきた）を報告する現象である．たとえば，「悲しい」ことを思い出すように求められたときに，「昨日友人と喧嘩をした」と特定のエピソードを報告するのではなく，「いつも悲しい気分を感じている」といった概括的な内容を報告する患者がいる．自伝的記憶の概括化は AMT（Autobiographical Memory Test）[102]によって測定される．この課題は，対象者に手がかり語（例；幸せな，悲しい）を呈示し，そこから連想される過去の特定のエピソードの報告を求めるものであり，10 個程度の手がかり語における特定的な記憶の比率がスコアリングされる．自伝的記憶の概括化は縦断的に抑うつの悪化を予測することが明らかとなっており[103]，特にストレスイベント経験との交互作用がその説明率を高める[104]．つまり，自伝的記憶の概括化が生じている個人がストレスイベントを経験すると，それが抑うつの悪化を招く．この意味において，自伝的記憶の概括化はストレス–脆弱性モデル[105]の脆弱性に該当する．自伝的記憶の概括化を導く要因についての研究は蓄積されて

おり[83,106]，ウィリアムズ（J. M. G. Williams）らの CaR-FA-X モデル[83]によれば，記憶検索中の自己参照や反すう，実行制御の低下，感情制御を目的としたネガティブ記憶を想起することの回避（機能的回避）などが挙げられている．

　最後に，自伝的記憶に対する抑制や回避の問題がある．大うつ病患者はネガティブ記憶を抑制したり回避したりしようと努力するが，それが概括化を導いたり，侵入記憶を導く原因となる可能性がある．自伝的記憶の概括化の生起メカニズムを説明する機能的回避仮説（functional avoidance）[83]では，ネガティブ記憶に対する回避が記憶全体へと般化することで概括化が生じると仮定している．侵入記憶を導くメカニズムは思考抑制の皮肉過程理論およびリバウンド効果[107]で説明できる．ネガティブな記憶を思い出さないようにと努めるあまりにネガティブ記憶に対する潜在的な注意が持続し，その結果としてネガティブ記憶表象を検出する閾値が低下してしまうため，侵入記憶が増加する．ダルグレイスとイーンド（J. Yiend）は自伝的記憶に対する抑制を行うと侵入記憶が増加することを実験的に示している[108]．

3.10 エピソード的未来思考

　エピソード的未来思考とは，未来において起こりうるエピソードを想像することである．自伝的記憶は過去方向へのメンタルタイムトラベル（mental time travel）[109]であるが，エピソード的未来思考は未来方向へのメンタルタイムトラベルである．エピソード的未来思考の簡便なアセスメントは，自伝的記憶と同様の手続きである．たとえば，「幸せな」のような感情語を手がかりに，未来に起こりうる特定の出来事を想像して報告してもらう．このタイプの課題は FTT（Future Thinking Task）[110]と呼ばれる．大うつ病ではエピソード的未来思考が障害されることが示されている[111]．健常者は自分自身についてのエピソード的未来思考にポジティブバイアスが生じることが示されている[112]．しかしながら，大うつ病群は健常者と比べて特にポジティブなエピソード的未来思考が困難である[113]．ポジティブなエピソード的未来思考の低下は絶望感を導く可能性があり，それが希死念慮や自殺企図へと結びつく[114]．

エピソード的未来思考を行う際に必要とされるのは，自伝的記憶と，それを
もとに未来思考を生成する実行制御能力である．自伝的記憶はエピソード的未
来思考の基盤であり，両者は神経基盤も共有している[115]．したがって，自伝
的記憶の障害はエピソード的未来思考にも障害をもたらしうる．AMT および
FTT で測定された自伝的記憶の具体性とエピソード的未来思考の具体性は，
強く相関することが明らかとなっている[110]．また，エピソード的未来思考に
は具体的なエピソード記憶だけでなく，意味記憶も関与している．ヒトは，自
伝的な意味記憶をもとに将来の「鋳型」を作り，自伝的エピソード記憶を用い
てその鋳型の中で詳細を形作っていくとする仮説（semantic scaffolding
hypothesis）[116]が提出されている．

3.11　社会的問題解決

社会的問題解決とは，対人場面において問題が生じたとき，その問題に対す
る効果的な解決策を案出することである．社会的問題解決能力の低下は対人関
係におけるトラブルの持続を招き，それが未来の抑うつに影響したり自殺企図
を誘発する可能性がある[114]．社会的問題解決能力は質問紙尺度である SPSI-R
（Social Problem-Solving Inventory-Revised）[117,118]やシナリオ課題である
MEPS（Means-Ends Problem Solving）[119,120]によりアセスメントされる．
MEPS は，「友人と喧嘩をした」という物語の始まりと，「友人と仲直りした」
という物語の終わりが与えられ，その間の物語，つまり解決策を考えて報告し
てもらう課題である．報告された解決策の，有効なステップ数や有効性を評定
する．大うつ病では MEPS で測定される社会的問題解決能力が低下すること
が示されている[121]．また，反すう気分誘導後に社会的問題解決能力が低下す
ることも示されており[122]，状態的な影響があることも示唆されている．

社会的問題解決策の生成にも自伝的記憶が関与している．自伝的記憶には問
題解決に関与する機能が備わっていることが知られており[123]，人が社会的な
問題に直面した際には，過去の記憶から適切な解決策を思い出したり，再構成
したりすると考えられている．MEPS と AMT における記憶の具体性との間
には中程度の相関が見られる[124,125,126]．

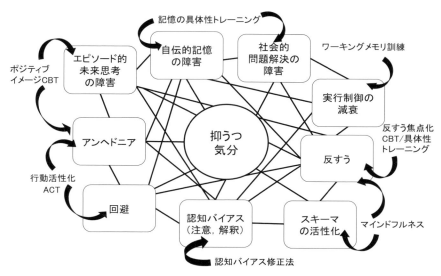

図 3.1 抑うつを形成する認知的ネットワークと介入技法

3.12 おわりに

　本章では大うつ病の認知心理学的研究の動向について概説した．ここまで述べてきたように，さまざまな認知心理学的概念が抑うつと関連することが示されている．また，これらの構成概念の多くは相互に関連するため，単独で大うつ病を引き起こすというよりも，複合的な要因によって引き起こされるのが実際である．本章では紙面の都合上取り上げることができなかったが，各構成概念に対する介入法についての研究が進んでいる（図 3.1）．最も重要なのは，治療者が本章で取り上げた認知心理学の理論およびそれに基づく治療技法に精通しておくことである．大うつ病の認知心理学的な知識は，患者の呈する症状に対する仮説生成を容易くし，治療選択の幅を広げることにつながる．本章が現場での活用へと結びつくことを願う．　　　　　　　　　　　〔松本　昇〕

謝辞　本章の執筆に当たり，東京大学の西口雄基先生から貴重なコメントをいただきました．ここに感謝の意を表します．

▶文献

1) Beck, A. T. *et al.*（1979）. *Cognitive therapy of depression.* NY：Guilford Press.

2) Watkins, E. R.（2008）. *Psychological Bulletin,* **134**, 163-206.

3) Watkins, E. R., & Roberts, H.（2020）. *Behaviour Research and Therapy,* **127**, 103573.

4) Nolen-Hoeksema, S. *et al.*（2008）. *Perspectives on Psychological Science,* **3**, 400-424.

5) Nolen-Hoeksema, S.（1991）. *Journal of Abnormal Psychology,* **100**, 569-582.

6) Treynor, W. *et al.*（2003）. *Cognitive Therapy and Research,* **27**, 247-259.

7) Hasegawa, A.（2013）. *Psychological Reports,* **112**, 716-726.

8) Trapnell, P. D., & Campbell, J. D.（1999）. *Journal of Personality and Social Psychology,* **76**, 284-304.

9) 高野慶輔・丹野義彦（2008）. パーソナリティ研究, **16**, 259-261.

10) Nolen-Hoeksema, S., & Morrow, J.（1993）. *Cognition and Emotion,* **7**, 561-570.

11) Watkins, E. *et al.*（2000）. *Psychological Medicine,* **30**, 911-920.

12) Pyszczynski, T., & Greenberg, J.（1987）. *Psychological Bulletin,* **102**, 122-138.

13) Martin, L. L., & Tesser, A.（1996）. R. S. Wyer（Ed.）, *Ruminative thoughts. Advances in social cognition Vol 9.* Hillsdale, NJ：Lawrence Erlbaum Associates. pp.1-47.

14) Higgins, E. T.（1987）. *Psychological Review,* **94**, 319-340.

15) Roberts, H. *et al.*（2013）. *Journal of Behavior Therapy and Experimental Psychiatry,* **44**, 449-455.

16) Watkins, E. R., & Nolen-Hoeksema, S.（2014）. *Journal of Abnormal Psychology,* **123**, 24-34.

17) Wells, A.（2009）. *Metacognitive therapy for anxiety and depression.* NY：Guilford Press.（熊野宏昭ほか（監訳）（2012）. メタ認知療法—うつと不安の新しいケースフォーミュレーション—　日本評論社）

18) Papageorgiou, C., & Wells, A.（2001）. *Behavior Therapy,* **32**, 13-26.

19) 高野慶輔・丹野義彦（2010）. パーソナリティ研究, **19**, 15-24.

20) Papageorgiou, C., & Wells, A.（2009）. *International Journal of Cognitive Therapy,* **2**, 123-131.

21) Matsumoto, N., & Mochizuki, S.（2018）. *Behavioural and Cognitive Psychotherapy,* **46**, 504-509.

22) Beck, J. S.（2011）. *Cognitive behavior therapy : Basic and beyond.* 2nd ed. NY：Guilford Press.（伊藤絵美ほか（訳）（2015）. 認知行動療法実践ガイド—基礎から応用まで（第2版）—　星和書店）

23) Weissman, A.（1979）. *The dysfunctional attitudes scale : A validation study.* Unpublished doctoral dissertation. University of Pennsylvania, Philadelphia.

24) Power, M. J. *et al.*（1994）. *Journal of Research in Personality,* **28**, 263-276.

25) Tajima, M. *et al.*（2007）. *Acta Neuropsychiatrica,* **19**, 362-367.

26) Segal, Z. V. *et al.*（1988）. *Cognitive Therapy and Research,* **12**, 471-485.

27) Dozois, D. J. A., & Dobson, K. S.（2001）. *Journal of Consulting and Clinical Psychology,*

69, 914-925.

28) Dozois, D. J. A., & Dobson, K. S.（2001）. *Journal of Abnormal Psychology*, **110**, 236-246.

29) Dozois, D. J. A., & Rnic, K.（2015）. *Current Opinion in Psychology*, **4**, 98-103.

30) Lumley, M. N. *et al.*（2012）. *Cognitive Therapy and Research*, **36**, 300-310.

31) Seeds, P. M., & Dozois, D. J. A.（2010）. *Journal of Clinical Psychology*, **66**, 1307-1323.

32) Young, J. E. *et al.*（2003）. *Schema therapy : A practitioner's guide.* NY：Guilford Press. （伊藤絵美（監訳）（2008）．スキーマ療法―パーソナリティの問題に対する統合的認知 行動療法アプローチ―　金剛出版）

33) Renner, F. *et al.*（2012）. *Journal of Affective Disorders*, **136**, 581-590.

34) Teasdale, J. D.（1988）. *Cognition and Emotion*, **2**, 247-274.

35) 丹野義彦（2001）．エビデンス臨床心理学―認知行動理論の最前線―　日本評論社

36) Hamilton, E. W., & Abramson, L. Y.（1983）. *Journal of Abnormal Psychology*, **92**, 173-184.

37) Miranda, J., & Persons, J. B.（1988）. *Journal of Abnormal Psychology*, **97**, 76-79.

38) Segal, Z. V. *et al.*（2006）. *Archives of General Psychiatry*, **63**, 749-755.

39) Van der Does, A. J. W., & Williams, J. M. G.（2003）. *Leiden index of depression sensitivity-revised（LEIDS-R）.* Leiden University.

40) 山本哲也ほか（2014）．心理学研究，**85**, 29-39.

41) Arntz, A., & Jacob, G.（2012）. *Schema therapy in practice : An introductory guide to the schema mode approach.* Chichester：Wiley-Blackwell.（伊藤絵美（監訳）（2015）．ス キーマ療法実践ガイド―スキーマモード・アプローチ入門―　金剛出版）

42) Lobbestael, J. *et al.*（2010）. *Behavioural and Cognitive Psychotherapy*, **38**, 437-458.

43) Everaert, J. *et al.*（2017）. *Clinical Psychology Review*, **58**, 33-48.

44) Hedlund, S., & Rude, S. S.（1995）. *Journal of Abnormal Psychology*, **104**, 517-525.

45) Wenzlaff, R. M., & Bates, D. E.（1998）. *Journal of Personality and Social Psychology*, **75**, 1559-1571.

46) Krantz, S., & Hammen, C. L.（1979）. *Journal of Abnormal Psychology*, **88**, 611-619.

47) Wisco, B. E., & Nolen-Hoeksema, S.（2010）. *Behaviour Research and Therapy*, **48**, 1113-1122.

48) Ingram, R. E.（1984）. *Cognitive Therapy and Research*, **8**, 443-477.

49) Mathews, A., & MacLeod, C.（2005）. *Annual Review of Clinical Psychology*, **1**, 167-195.

50) Williams, J. M. G. *et al.*（1997）. *Cognitive psychology and emotional disorders.* 2nd ed. Chichester：Wiley.

51) Mogg, K., & Bradley, B. P.（2005）. *Cognitive Therapy and Research*, **29**, 29-45.

52) Wisco, B. E.（2009）. *Clinical Psychology Review*, **29**, 382-392.

53) Koster, E. H. W. *et al.*（2005）. *Emotion*, **5**, 446-455.

54) Beevers, C. G., & Carver, C. S.（2003）. *Cognitive Therapy and Research*, **27**, 619-637.

55) Woody, M. L. *et al.*（2016）. *Clinical Psychological Science*, **4**, 206-215.

56) Armstrong, T., & Olatunji, B. O.（2012）. *Clinical Psychology Review*, **32**, 704-723.

57) Stroop, J. R.（1935）. *Journal of Experimental Psychology*, **18**, 643-662.

58) Bar-Haim, Y. *et al.* (2007). *Psychological Bulletin*, **133**, 1-24.

59) MacLeod, C. *et al.* (1986). *Journal of Abnormal Psychology*, **95**, 15-20.

60) Gotlib, I. H. *et al.* (2004). *Journal of Abnormal Psychology*, **113**, 127-135.

61) Joormann, J., & Gotlib, I. H. (2007). *Journal of Abnormal Psychology*, **116**, 80-85.

62) Joormann, J. *et al.* (2007). *Journal of Abnormal Psychology*, **116**, 135-143.

63) Schmukle, S. C. (2005). *European Journal of Personality*, **19**, 595-605.

64) MacLeod, C. *et al.* (2019). *Annual Review of Clinical Psychology*, **15**, 529-554.

65) McNally, R. J. (2019). *Clinical Psychology Review*, **69**, 4-13.

66) Sanchez, A. *et al.* (2013). *Journal of Abnormal Psychology*, **122**, 303-313.

67) Everaert, J. *et al.* (2012). *Clinical Psychology Review*, **32**, 414-424.

68) Everaert, J. *et al.* (2013). *Cognition and Emotion*, **27**, 1450-1459.

69) Everaert, J. *et al.* (2014). *Emotion*, **14**, 331-340.

70) Sanchez, A. *et al.* (2017). *Cognitive Therapy and Research*, **41**, 829-841.

71) Farb, N. A. S. *et al.* (2015). *Journal of Abnormal Psychology*, **124**, 38-53.

72) Joormann, J. (2010). *Current Directions in Psychological Science*, **19**, 161-166.

73) Joormann, J. (2004). *Cognition and Emotion*, **18**, 125-147.

74) Joormann, J., & Gotlib, I. H. (2010). *Cognition and Emotion*, **24**, 281-298.

75) Joormann, J., & Gotlib, I. H. (2008). *Journal of Abnormal Psychology*, **117**, 182-192.

76) 西村春輝・望月　聡 (2013). 筑波大学心理学研究, **46**, 131-140.

77) Ferster, C. B. (1973). *American Psychologist*, **28**, 857-870.

78) Martell, C. R. *et al.* (2001). *Depression in context : Strategies for guided action*. NY：Norton.

79) Ottenbreit, N. D., & Dobson, K. S. (2004). *Behaviour Research and Therapy*, **42**, 293-313.

80) 高垣耕企ほか (2011). 精神科診断学, **4**, 104-113.

81) Bond, F. W. *et al.* (2011). *Behavior Therapy*, **42**, 676-688.

82) 嶋　大樹ほか (2013). 日本語版 Acceptance and Action Questionnaire-II 7 項目版の検討　日本心理学会第 77 回大会発表論文集

83) Williams, J. M. G. *et al.* (2007). *Psychological Bulletin*, **133**, 122-148.

84) American Psychiatric Association (2013). *Diagnostic and statistical manual of mental disorders*. 5th ed. Washington, DC：American Psychiatric Association. (高橋三郎・大野　裕 (監訳) (2014). DSM-5 精神疾患の診断・統計マニュアル　医学書院)

85) Williams, K. E. *et al.* (1997). *Behaviour Research and Therapy*, **35**, 239-248.

86) 金築　優ほか (2010). 感情心理学研究, **18**, 42-50.

87) Vanderlind, W. M. *et al.* (2017). *Cognitive Therapy and Research*, **41**, 362-368.

88) Matsumoto, N., & Mochizuki, S. (2018). *Motivation and Emotion*, **42**, 276-286.

89) Feldman, G. C. *et al.* (2008). *Cognitive Therapy and Research*, **32**, 507-524.

90) Raes, F. *et al.* (2012). *Cognition and Emotion*, **26**, 75-82.

91) Dalgleish, T., & Werner-Seidler, A. (2014). *Trends in Cognitive Sciences*, **18**, 596-604.

92) Erber, R., & Erber, M. W. (1994). *European Journal of Social Psychology*, **24**, 79-88.

93) Joormann, J., & Siemer, M. (2004). *Journal of Abnormal Psychology*, **113**, 179-188.

94) Joormann, J. *et al.* (2007). *Journal of Abnormal Psychology*, **116**, 484-490.

95) Watson, L. A. *et al.* (2012). *Consciousness and Cognition*, **21**, 1382-1392.

96) Werner-Seidler, A. *et al.* (2017). *Clinical Psychological Science*, **5**, 26-36.

97) Walker, W. R. *et al.* (2003). *Review of General Psychology*, **7**, 203-210.

98) Williams, A. D., & Moulds, M. L. (2007). *Memory*, **15**, 912-920.

99) Brewin, C. R. *et al.* (1999). *Journal of Abnormal Psychology*, **108**, 511-517.

100) Starr, S., & Moulds, M. L. (2006). *Journal of Affective Disorders*, **93**, 125-132.

101) Newby, J. M., & Moulds, M. L. (2011). *Behaviour Research and Therapy*, **49**, 234-243.

102) Williams, J. M. G., & Broadbent, K. (1986). *Journal of Abnormal Psychology*, **95**, 144-149.

103) Sumner, J. A. *et al.* (2010). *Behaviour Research and Therapy*, **48**, 614-625.

104) Gibbs, B. R., & Rude, S. S. (2004). *Cognitive Therapy and Research*, **28**, 511-526.

105) Monroe, S. M., & Simons, A. D. (1991). *Psychological Bulletin*, **110**, 406-425.

106) Sumner, J. A. (2012). *Clinical Psychology Review*, **32**, 34-48.

107) Wegner, D. M. (1994). *Psychological Review*, **101**, 34-52.

108) Dalgleish, T., & Yiend, J. (2006). *Journal of Abnormal Psychology*, **115**, 467-473.

109) Tulving, E. (2002). *Annual Review of Psychology*, **53**, 1-25.

110) Williams, J. M. G. *et al.* (1996). *Memory and Cognition*, **24**, 116-125.

111) Hallford, D. J. *et al.* (2018). *Behaviour Research and Therapy*, **102**, 42-51.

112) Salgado, S., & Berntsen, D. (2019). *Psychological Research*. [https://doi.org/10.1007/s00426-019-01189-z]

113) Hallford, D. J. *et al.* (2019). *Journal of Affective Disorders*, **260**, 536-543.

114) Williams, J. M. G. (2014). *Cry of pain (updated and expanded ed.) : Understanding suicide and the suicidal mind.* London : Piatkus.

115) Addis, D. R. *et al.* (2007). *Neuropsychologia*, **45**, 1363-1377.

116) Irish, M., & Piguet, O. (2013). *Frontiers in Behavioral Neuroscience*, **7**, 27.

117) D'Zurilla, T. J. *et al.* (1999). *Manual for the social problem-solving inventory-revised.* North Tonawanda, NY : Multi-Health Systems.

118) 佐藤　寛ほか (2006). 行動療法研究, **32**, 15-30.

119) Platt, J. J., & Spivack, G. (1975). *Manual for the means-ends problem solving procedure.* Philadelphia : Department of Mental Health Services, Hahnemann Community Mental Health/Mental Retardation Center.

120) Hasegawa, A. *et al.* (2015). *Journal of Cognitive Psychotherapy*, **29**, 134-152.

121) Marx, E. M. *et al.* (1992). *Journal of Abnormal Psychology*, **101**, 78-86.

122) Watkins, E. R., & Baracaia, S. (2002). *Behaviour Research and Therapy*, **40**, 1179-1189.

123) Harris, C. B. *et al.* (2014). *Memory*, **22**, 559-581.

124) Evans, J. *et al.* (1992). *Psychological Medicine*, **22**, 399-405.

125) Goddard, L. *et al.* (1996). *Journal of Abnormal Psychology*, **105**, 609-616.

126) Goddard, L. *et al.* (1997). *British Journal of Clinical Psychology*, **36**, 449-451.

127) Oshima, F. *et al.* (2018). *International Journal of Psychology and Psychological Therapy*, **18**, 99-109.

128）チェ　ヨンフィ（2013）．スキーマモード・セラピー—チェ・ヨンフィ（崔永熙）の統合心理療法から—　金剛出版

129）藤野正寛ほか（2015）．パーソナリティ研究，**24**, 61-76.

130）Sugiura, Y. *et al.*（2012）. *Mindfulness*, **3**, 85-94.

131）丹野義彦（2006）．侵入思考—雑念はどのように病理へと発展するのか—　星和書店

132）小林正法ほか（2016）．心理学研究，**87**, 405-414.

133）Matsumoto, N. *et al.*（2017）. *Applied Cognitive Psychology*, **31**, 685-694.

134）Asukai, N. *et al.*（2002）. *Journal of Nervous and Mental Disease*, **190**, 175-182.

うつ病の対人・社会心理学的理解

4.1 はじめに

　気分が落ち込む，興味が消失する，悲観的になるなどといった抑うつ症状が起きたり，うつ病を発症させたりするきっかけには，他者からの叱責や関係の破綻など対人関係でのエピソードが挙げられることが多い．また，親しい友人からの励ましの言葉がきっかけで立ち直るなど，回復や再発の予防についても他者との関わりが決め手となることがある．

　社会心理学および関連分野においてうつ病を対人的な側面から明らかにするアプローチは，うつ病患者を直接に研究対象とするだけではなく，健常範囲ながら軽い抑うつ症状を呈している「抑うつ的」な人，うつ病ではなく健康な一般住民や学生も対象に行われてきた[1]．うつ症状はうつ病の人と抑うつ的な人との間では質的に全く異なるのではなく，現れ方や強さが連続しているという連続性の議論[2]を踏まえていることにもよる．最近では，真面目で頑張り屋の人がなりやすいとされる従来型の抑うつとは異なる，サブタイプの抑うつを対

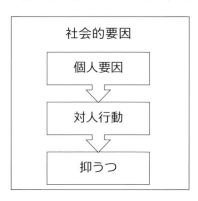

図 4.1　抑うつの発生から回復までの過程に関係する要因

象とした研究[3]もあり，動向が変化している（コラム参照）．

　本章では，抑うつ的な人の行動に関するこれまでの社会心理学および関連領域の研究を概説する．その際に，抑うつの発生や持続，回復に関わるプロセスとして，問題のある対人行動に影響する個人要因，対人行動，社会的要因に分けて影響を考える（図 4.1）．次に，うつ病への対処について，ソーシャルサポートと対人的な側面を考慮した心理療法である対人関係療法を取り上げる．

　抑うつの発生から回復までのプロセスについて，心理学の立場から抑うつのなりやすさや対人行動について検討したこれまでの実証研究を見ていこう．

4.2　個人内要因

　抑うつのなりやすさ（脆弱性）に関する個人特性は素因と呼ばれる．素因を持っているからといって必ずしもうつ病になるとは限らない．素因を持つ人がうつ病に罹るなど，精神的な問題を発生させるまでのプロセスを説明したモデルとして素因ストレスモデルがある[4,5]．これは，素因とストレス経験，精神病理との関係を述べたものである（表 4.1）．

　抑うつの素因と考えられる個人特性には，原因帰属の個人差である帰属スタイル[4]の他にも，完全さを過度に求める完全主義[7,8,9]，自己注目[10]，重要他者に対する再確認傾向（安心さがし）[11,12,13]，被受容感[14]，拒絶に対する過敏性[15]，アダルトアタッチメントスタイル[16]などが挙げられる．

　ここでは，抑うつ的な人の不適応的な対人行動に特につながると考えられる素因について紹介する．重要他者に対する再確認傾向[11]は，「自分は愛されているのか，自分は価値ある存在かについて，すでに確認をしたかにかかわらず，他者に対して過度にしつこく確認を求める比較的安定した傾向」である．

表 4.1　素因ストレスモデル[6]

		ストレッサー	
		弱い	強い
素因	弱い	発症しない	発症しても続かない
	強い	発症しても続かない	発症して長く続く

被受容感[14]は,「自分は他者に大切にされている」という認識と情緒で,「他者の理解,承認,尊重」や「自分への肯定的な関心」といった抑うつを軽減させるような受容的な反応を受けている認識を指し,被拒絶感は他者に疎まれる,嫌がられる,といった対人関係での心細さを表す概念であり,「自分への無関心」や「自分への嫌悪感」といった抑うつを増強するような拒絶的反応を受けている認識である.拒絶への敏感さは,拒絶されるのではないかと不安を抱いて予期し,すぐに察知し,拒絶に過剰に反応する傾向である[15].

こうした素因を持っていると,抑うつ的な人は抑うつの発生や持続につながるような問題行動をとりうることが考えられる.日常生活の中でストレスフルなライフイベントを経験したときに特に問題のある行動となりやすい.次に,抑うつ的な人はどのような対人行動を行うのかを見ていくが,その前にストレスライフイベントについてまず取り上げよう.

4.3 ストレスライフイベント

人が生活する上でストレスを感じる出来事(ストレスライフイベント)を経験することは,まず避けられない.死別経験や被災体験などのような非常に強いストレスライフイベントから,日常生活で繰り返し経験する苛立ちごと(デイリーハッスルズ)まで,さまざまである.ストレスライフイベントを調べるホームズ(T. Holmes)らの,社会的再適応評価尺度について日本人を対象に調べた研究では,配偶者や近親者,親友の死亡といった死別体験が一番強いストレッサーの出来事として挙げられている[17].

抑うつにつながりうるようなストレスライフイベントは,対人関係の場面に関わる出来事,学業や部活動・仕事などの達成場面に関わる出来事,両方の場面に関わる出来事に分けることができる.ストレスライフイベントをどれだけ経験したかを調べる尺度である対人・達成領域別ライフイベント尺度(大学生用)[18]の項目を見ると,表4.2のようなライフイベントがあるのがわかる.

抑うつの素因を持つ人がこのようなストレスライフイベントを経験したときに,うまく対処できないと,抑うつの発生につながってしまうというのが素因ストレスモデルの基本的な考え方である.特に,抑うつ的な人はその特徴的な

表4.2　対人・達成領域別ライフイベント尺度（大学生用）[18]の項目

対人場面
　・会話に困った.
　・気の合わない人（嫌いな人）と話しをした.
　・友人の悩みやトラブルに関わりを持った.
達成場面
　・進行中の仕事（勉強）と関係のないことに時間をとられた.
　・やらなければならない課題（レポートなど）がたくさんあった.
　・課題（試験やレポートなど）が大変な授業を受けるようになった.
両場面
　・恋人が欲しいのにできない.
　・自分の意見が，思うようにいえなかった.
　・クラブやサークルの活動内容に不満を持った.
無関連
　・経済状態が悪化した（バイト料が少なかった，予期しない出費があったなども含む）.
　・十分な睡眠がとれなかった.
　・からだの調子が悪くなった（病気，ケガを含む）.

注：ネガティブライフイベントの項目から体験率が高い項目を抜粋している.

対人行動から抑うつ的な気分が発生・持続するだけでなく，抑うつを持続させるネガティブな認知過程が起こり，周囲との対人関係も悪化することになる[19]. では，抑うつ的な人はどのような対人行動をとるのだろうか.

4.4　抑うつ的な人の対人行動

　抑うつ的な人は，友人との会話でネガティブな発話がある[20]など，言語的にも非言語的にも対人行動がネガティブである. その上，自己呈示が特徴的であることが指摘される. 自己呈示とは，印象管理ともいい，他者が抱く印象を自分が望むようにする行為[21]のことである. 抑うつ的な人は，自身の落ち込んだ気分について言及するなどネガティブな振る舞いをすることが多く，その振る舞いが他者から見ると自己主張的自己呈示の哀願の機能を果たすことが指摘されている. すなわち，ネガティブな振る舞いが「気の毒」「辛そう」などといったネガティブ印象を生み出し，他者から援助行動を受けたり，仕事などの義務から免れたりすることにつながりうる[22].

　次に，自己開示とは，「他者に対して，言語を介して伝達される自分自身に関する情報，およびその伝達行為」[23]である．抑うつ的な人は，自己開示の内容がネガティブであるだけでなく，自己開示を行うタイミングや自己開示をする相手の選択などが不適切であるといった問題も抑うつ感情に関与することが指摘されている[24]．

　先に述べた重要他者に対する再確認傾向[11]の高い人は，家族や親友など自分にとって重要な存在である人々に自分が愛されているか，価値があるかを繰り返し過度に確かめる行動をとる．自分のことを気にかけているかしつこく尋ねる，相手を試す行動をとるなどが例として挙げられる．

　一方，抑うつ的な人は，ネガティブな評価を求める行動をとることも指摘されている．抑うつ的でない人であれば，自分の評価をある程度高くしたい，自分は良き存在だと思いたいという自己高揚動機のために，長所やポジティブな評価を求める．ところが，抑うつ的な人は，ネガティブなフィードバックを求める行動をとるのである[25]．

　なぜ抑うつ的な人はネガティブなフィードバックを求めるのだろうか．この要因として，自己確証動機による考え方がある．抑うつ的な人は「自分はだめな人間である」などネガティブな自己概念を持つことが多い．自己概念を確かなものとしたいという自己確証動機に基づくと，自己概念とは相反するポジティブな情報より自己概念と対応するネガティブな情報をより求めるというわけである．抑うつ的でない人は，自己概念がネガティブでないため，自己確証動機と自己高揚動機とでポジティブなフィードバックを求めるという同じ行動につながるが，抑うつ的な人はそれぞれの動機から異なる行動につながってしまう．そして，抑うつ的であると自己高揚動機が起こりにくいため，結果的にネガティブなフィードバックを求める行動が優勢になると考えられる[25]．

　次に，日常生活で経験するストレスに対してさまざまな資源を活用して対処するストレスコーピングも，抑うつと関連する．ストレスコーピングが効果的に働くかどうかは抑うつの発生や持続に影響する．

　古くから知られる抑うつと関連の高いコーピングに関する理論は，ノレンホエクセマらによる反応スタイル理論である[26]．この理論は，気晴らし型スタイルと考え込み型スタイルという2つの反応スタイルを提唱している．前者は

自分のネガティブな気分やその原因から注意を逸らすもので，後者は逆に注意を向けようとするものである．

　2つの反応スタイルのうち，考え込み型スタイルは抑うつ気分を高め，抑うつの発生や持続につながるが，気晴らし型スタイルは抑うつ気分を下げて抑うつからの回復につながることが示されている[26,27,28]．こうした効果は，うつ病ではない若者においてもメタ分析において効果が検討されている[29,30]．10〜17歳の若者を対象とした縦断調査では，考え込み型スタイルをとる傾向が高いと抑うつが増加するが，気晴らし型スタイルをとる傾向が高いと抑うつが減少することが明らかとなっている[30]．

　その他に抑うつとの関わりが指摘されているコーピングには，情動焦点型コーピングに含まれる感情表出をするコーピング[31]，撤退型のコーピング[32]などがある．ユーモアコーピングというユニークなものもある．これは，ストレスフルな出来事へ対処する手段としてユーモアを使用すること[33]である．ユーモアコーピングにもさまざまな種類があり，緊張をほぐしたり関係を良くするためにジョークを言ったり面白いことをしたりするという協調的なユーモアスタイルや，ストレスに直面してもユーモラスな視点を持とうとする自己高揚的なユーモアスタイルは抑うつの低さと関連する．一方，いわゆる自虐的なギャグのように自分を卑下して笑いに変えるような自虐的なユーモアスタイルは，抑うつの高さと関連することが示されている[34]．日本の研究では，ストレスや災難に直面してもユーモラスな展望を維持したり問題の評価を変えたりしてユーモアを用いて気晴らしする，という自己高揚的ユーモアコーピングが抑うつの高さと関連している[35]．

　特定のコーピングスタイルの効果だけではなく，状況の変化に応じて用いるコーピングを変えるという個人の能力であるコーピングの柔軟性の効果も検討されている[36]．加藤は，コーピングの柔軟性を「あるストレスフルな状況下で用いたコーピングがうまく機能しなかった場合，効果的でなかったコーピングの使用を断念し，新たなコーピングを用いる能力」と定義して学生を対象に調査したところ，コーピングの柔軟性があると分類された回答者はその他の回答者に比べて最も抑うつ得点が低かった[36]．

　最後に，ソーシャルスキルも抑うつに関係する．ソーシャルスキルとは「対

人場面において，個人が相手の反応を解読し，それに応じて対人目標と対人反応を決定し，感情を統制した上で対人反応を実行するまでの循環的な過程」と定義され，人間関係を構築し，円滑に維持していくための技術と呼ぶことができる[37]．抑うつ的な人は，ソーシャルスキルが足りないために周囲の人々と関係をうまく持続できず，対人関係のストレスを経験して抑うつ的になる，という考え方がある．

相川らは，ソーシャルスキル不足が抑うつや不安，孤独感とどう関係するかについて学生を対象に調査している[38]．抑うつの結果に注目すると，ソーシャルスキルの不足が抑うつの高さを予測していた．加えて，ソーシャルスキルの不足が抑うつの結果であることも示唆された．以上の結果から，抑うつによってソーシャルスキルが不足し，そのために対人関係で問題が起きた結果として抑うつが発生・持続する，というように，ソーシャルスキルが抑うつの原因にも結果にもなりうる循環的関係が考察されている．

4.5 対人的要因

次に，抑うつ的な人を取り巻く他者との関係における要因を取り上げる．この節では，家族や友人などの親密な対人関係，抑うつの対人モデル，ソーシャルサポートの問題を紹介する．

家族や親友といった親密な人々の関係において，抑うつ的な人が問題のある行動をとると，はじめのうちは気の毒に思ったり，辛いのだなと同情して励ましたり慰めたりするであろう．ところが，そうした周囲のサポートにもかかわらず抑うつ的な人が繰り返し問題のある行動をとり続けるとどうなるだろうか．周囲の人々は次第に抑うつ的な人と関わることを苦痛に感じ，接触を避けたり，関係自体を終わらせたりすることにもなりかねない[19]．

先述のように，抑うつ的な人はネガティブな対人行動をとる傾向がある．こうした抑うつ的な人のネガティブな対人行動の繰り返しが積み重なることで，重要他者から拒絶されるという考え方が，抑うつの対人モデル[39]である．抑うつ的な人は，重要他者からの拒絶を通して抑うつを発生，持続，悪化させていくというモデルである．

親密な関係におけるこうした対人行動の問題を明らかにして改善していくのが，対人関係療法である．対人関係療法については4.8節で述べる．

4.6 ソーシャルサポート

気持ちが落ち込んでいるときに友人や家族などから励ましを受けることで落ち込んだ気持ちが紛れることがあるだろう．ソーシャルサポートにはさまざまな定義があり，一義的に決まっていない．たとえば，「一般的には対人関係において他者から得られる種々の援助」[40]「社会的ネットワークの中でやり取りされる資源の一つ」[41]等の定義がある．

抑うつ的な人のソーシャルサポートの研究としては，年齢や状況がさまざまな対象におけるソーシャルサポートの効果を調べた研究がある．竹島・松見は，児童における抑うつへのソーシャルサポートの要因も検討している[32]．ソーシャルサポートについては，母親からのサポートの知覚が高いほどその後の抑うつ症状が低くなっていた[32]．

さまざまな社会生活場面でのソーシャルサポートの効果を検討した研究には，職場を対象にした研究がある．たとえば，工場に勤務する40歳以上の男性を対象にした調査[42]では，職業に関わるストレスと抑うつとの関係が，職場での上司や同僚からのソーシャルサポートによってどう変わるか，ソーシャルサポートの緩衝効果を調べている．その結果，上司や同僚からのソーシャルサポートが低い人々は高い人々よりも統計的に有意に抑うつ尺度の得点が高かった．さらに，仕事を自分でコントロールできる度合いが低い場合には，上司のサポートが高い人々より低い人々で抑うつ得点が統計的に有意に高かった．上司によるソーシャルサポートは，仕事をコントロールする度合いが低いことと関連して起こる抑うつを低減する効果がある可能性を指摘した．

福岡は，大学生を対象に2回の縦断調査でサポート，ソーシャルスキル，抑うつの関連を調べている[43]．2回の調査から，親友や両親からサポートを受けたと知覚することは，それぞれから実際に行われたサポートと関連しており，親友が実際に行ったサポートが多いほど調査回答者の抑うつが低いことがわかった．ソーシャルスキルはサポートを受ける可能性を高めるだけでなく，実

際に親しい他者からソーシャルサポートを受けることによって抑うつが低減する，というプロセスが示されたと福岡は指摘する．

このように，抑うつ的な人は周囲の人々からソーシャルサポートが得られにくく，そしてソーシャルサポートを受けないほどますます抑うつ的になっていくという，循環的な関係があることが示唆される．

一方，助けにならない，ありがた迷惑に感じるなど，ソーシャルサポートが援助を受ける者にネガティブな影響をもたらすネガティブなサポート[44]の問題もある．実際，東日本大震災における軽度被災者への精神的な励ましがメンタルヘルスをかえって悪化させた可能性が指摘されている[45]．抑うつを長引かせたり，悪化させたりしないソーシャルサポートのあり方が望まれる．

次に，何かの問題に直面したときに援助を求めることを援助要請（希求）という．悩みごとや問題があっても，誰かに相談するなど助けを求められればよいが，必ずしも常にそうした援助を求められるとは限らない．特に抑うつ的な人は，悩みごとがあっても援助希求をしない傾向があること，抑うつは援助要請の意図を抑制することが示されている[46]．

こうしたことから，対処するべき問題があっても抑うつ的な人は他者に援助を求められず，そのために問題が解決されずに抑うつが発生，持続するというプロセスを想定できるだろう．こうした援助の求め辛さがあることを認識した上で，抑うつ的な人を支援することが望まれる．

4.7 社会的要因

抑うつに関わる社会的要因としては，ソーシャルキャピタル（社会関係資本）などがある．ソーシャルキャピタルとは，人々の間の協調的な行動を促す「信頼」「互恵性の規範」を指す概念である[47]．ソーシャルキャピタルには，身体的な健康だけでなく抑うつとの関連も示されている．

大学1年生を対象とした調査[48]では，回答者自身が主観的に知覚しているソーシャルキャピタルが抑うつや主観的ウェルビーイングにどう関わっているかを調べている．すると，調査回答者が通う大学内外の社会的ネットワークの大きさの影響を統計的に統制した場合であっても，主観的なソーシャルキャピ

タル（具体的には仲間，クラス，教員について回答させている）の高さが抑う
つの低さを説明することが示された．自分が通う大学で関わる人々とのつなが
りや信頼感が，抑うつを防ぐことにつながるのかもしれない．なお，大学生以
外にも，高齢者において主観的なソーシャルキャピタル（地域に住む人々への
信頼感および互恵性の認知）と抑うつの関連が見出されている[49]．

4.8　どのように対応するか—治療・介入方法—

　最後に，対人関係が抑うつの発生や持続へとつながっているケースに対応す
る方法，ストレスへのコーピングを習得する実践，抑うつ的な人の対人関係へ
のアプローチ方法を簡単に紹介する．臨床場面における実践の詳細に関しては
第 6 章以降を参照されたい．

　家族や親友など重要な他者との関係にアプローチする心理療法として対人関
係療法がある．重要他者との現在の関係に焦点を当てる心理療法である[50]．
対人関係療法では，重要他者との間で現在抱えている問題について，親しい人
間関係を形成・維持できない問題，重要他者との期待のズレの問題，自分の役
割の変化にうまく適応できない問題，大切な人を失った問題という主たる 4 つ
のテーマのいずれであるかを整理する．自分にとって重要な存在となる他者と
のコミュニケーションのとり方や，普段の関わり方にどのような問題がある
か，自分でも普段意識していない問題を探り改善していく手法である．

　次に，抑うつについて正しい知識を学び，ストレスへのコーピングを学んで
実践できるように取り組む心理教育的なアプローチがある．たとえば，先に述
べたさまざまなコーピングについては，うつ病の患者を対象に自分で行えるよ
うにトレーニングし，感情や抑うつ症状などへの効果を調べる効果研究があ
る[51]．さらに，抑うつの予防という観点から，大学生を対象に抑うつ気分へ
の認知的対処，行動的対処，対人的対処を授業で体験的に学ぶ教育実践があ
る．抑うつに対処することへの自己効力感が高まるだけでなく，友人へのサ
ポート期待が高まる効果が指摘されている[52]．

4.9 今後の課題

　心理学における従来の抑うつ研究は，真面目で責任感が強く自責的という従来型の抑うつを想定した研究が中心だったといえる．産後うつ，非定型うつのように，従来型とは異なるタイプの抑うつにこれまでの研究結果がどれだけ当てはまるか，抑うつのサブタイプとの関連についても知見を整理し，考察する必要がある．従来型の抑うつを想定した研究によるこれまでの理論やモデルが，サブタイプの抑うつにどれだけ適用できるのかを明らかにする必要がある．抑うつになりやすい心理的特性を持つ人への予防，支援策についても啓発が求められる．抑うつになりやすい特性を持つ人がストレス体験をしても，抑うつを発生させたり長引かせたりしないようにするセルフケアを普段からするようにして，抑うつを予防できるようになるとよいだろう．

4.10 お わ り に

　本章では，うつ病に関するこれまでの心理学的研究から特に社会心理学およびその関連分野の研究を中心に見てきた．問題のある対人行動に影響する個人要因，対人行動，社会的要因に分けてその影響を考えた．さらに，対人的な側面にアプローチする心理療法として，対人関係療法と抑うつへの心理教育的なアプローチを取り上げた．抑うつに関する心理学の基礎研究の成果を蓄積し，その知見を抑うつの予防や再発防止のための実践につなぐ，実践活動で明らかになった問題を基礎研究で実証的に検討する，という循環的な関係が重要である．今後も抑うつをよりよく理解し，予防し，再発を防止していくためには基礎研究と実践活動がしっかりとつながることが必要である．　　　〔勝谷紀子〕

▶文献

1) 坂本真士ほか（編）（2005）．抑うつの臨床心理学（叢書 実証にもとづく臨床心理学）東京大学出版会
2) 奥村泰之ほか（2008）．パーソナリティ研究，**16**（2），238-246.
3) 坂本真士ほか（2014）．心理学評論，**57**（3），405-429.

4) Metalsky, G. I. *et al.*（1987）. *Journal of Personality and Social Psychology*, **52**（2）, 386-393.

5) Metalsky, G. I., & Joiner, T. E.（1992）. *Journal of Personality and Social Psychology*, **63**（4）, 667-675.

6) 丹野義彦・坂本真士（2001）. 自分のこころからよむ臨床心理学入門　東京大学出版会

7) 桜井茂男・大谷佳子（1997）. 心理学研究, **68**（3）, 179-186.

8) 小堀　修・丹野義彦（2002）. 性格心理学研究, **10**（2）, 112-113.

9) 大谷保和（2004）. 心理学研究, **75**（3）, 199-206.

10) 坂本真士（1997）. 自己注目と抑うつの社会心理学　東京大学出版会

11) Joiner, T. E. *et al.*（1999）. *Psychological Inquiry*, **10**（3）, 269-278.

12) 勝谷紀子（2004）. パーソナリティ研究, **13**（1）, 11-20.

13) 長谷川孝治（2008）. 人文科学論集　信州大学人間情報学科編, （42）, 53-65.

14) 杉山　崇・坂本真士（2006）. 健康心理学研究, **19**（2）, 1-10.

15) Downey, G., & Feldman, S. I.（1996）. *Journal of Personality and Social Psychology*, **70**（6）, 1327-1343.

16) Roberts, J. E. *et al.*（1996）. *Journal of Personality and Social Psychology*, **70**（2）, 310-320.

17) 八尋華那雄ほか（1993）. 健康心理学研究, **6**（1）, 18-32.

18) 高比良美詠子（1998）. 社会心理学研究, **14**（1）, 12-24.

19) Joiner, T. E., & Coyne, J. C.（1999）. *The interactional nature of depression*. Washington, DC：American Psychological Association.

20) Segrin, C., & Flora, J.（1998）. *Journal of Language and Social Psychology*, **17**（4）, 492-503.

21) Jones, E. E., & Pittman, T. S.（1982）. J. Suls（Ed.）*Psychological Perspectives on the Self vol. 1*, Hillsdale：Erlbaum. pp.231-262.

22) Weary, G., & Williams, J. P.（1990）. *Journal of Personality and Social Psychology*, **58**（5）, 892-898.

23) 小口孝司（1989）. 心理学研究, **60**（4）, 224-230.

24) 森脇愛子ほか（2002）. カウンセリング研究, **35**（3）, 229-236.

25) Swann, W. B. *et al.*（1992）. *Journal of Abnormal Psychology*, **101**（2）, 293-306.

26) Nolen-Hoeksema, S. *et al.*（1993）. *Journal of Abnormal Psychology*, **102**（1）, 20-28.

27) Nolen-Hoeksema, S.（2000）. *Journal of Abnormal Psychology*, **109**（3）, 504-511.

28) Nolen-Hoeksema, S., & Morrow, J.（1993）. *Cognition and Emotion*, **7**（6）, 561-570.

29) Rood, L. *et al.*（2009）. *Clinical Psychology Review*, **29**（7）, 607-616.

30) Roelofs, J. *et al.*（2009）. *European Child and Adolescent Psychiatry*, **18**（10）, 635-642.

31) 内田香奈子・山崎勝之（2008）. パーソナリティ研究, **16**（3）, 378-387.

32) 竹島克典・松見淳子（2015）. 発達心理学研究, **26**（2）, 158-167.

33) 椙本知子・山崎勝之（2010）. パーソナリティ研究, **18**（2）, 96-104.

34) Martin, R. A. *et al.*（2003）. *Journal of Research in Personality*, **37**（1）, 48-75.

35) 椙本知子・山崎勝之（2011）. 心理学研究, **82**（1）, 9-15.

36) 加藤　司（2001）. 心理学研究, **72**（1）, 57-63.

37）相川　充（2009）．新版 人づきあいの技術―ソーシャルスキルの心理学―　サイエンス社

38）相川　充ほか（2007）．社会心理学研究，**23**（1），95-103.

39）Coyne, J. C.（1976）．*Journal for the Study of Interpersonal Processes*, **39**（1），28-40.

40）種市康太郎（2014）．ソーシャルサポート　下山晴彦（編集代表）誠信 心理学辞典 新版　誠信書房　p.640.

41）相馬敏彦（2014）．ソーシャルサポート　下山晴彦（編集代表）誠信 心理学辞典 新版　誠信書房　p.266.

42）小松優紀ほか（2010）．産業衛生学雑誌，**52**（3），140-148.

43）福岡欣治（2018）．川崎医療福祉学会誌，**27**（2），303-312.

44）菊池勝也（2003）．愛知教育大学教育実践総合センター紀要，**6**，239-245.

45）塩谷芳也（2014）．社会心理学研究，**29**（3），157-169.

46）永井　智（2010）．教育心理学研究，**58**（1），46-56.

47）稲葉陽二（2011）．ソーシャル・キャピタル入門―孤立から絆へ―　中公新書

48）芳賀道匡ほか（2015）．ストレス科学研究，**30**，102-110.

49）太田ひろみ（2014）．日本公衆衛生雑誌，**61**（2），71-85.

50）水島広子（2004）．自分でできる対人関係療法　創元社

51）Falkenberg, I. *et al.*（2011）．*Psychiatry Research*, **186**（2-3），454-457.

52）亀山晶子ほか（2016）．心理学研究，**86**（6），577-583.

コラム　「新型うつ」について

　2000 年頃から 2015 年頃にかけて「新型うつ」あるいは「新型うつ病」という言葉が世間の耳目を集めた．何が「新型」かといえば，抑うつ気分を主訴とするものの，その他の認知行動的特徴が，従来典型的と考えられていたうつ病とは異なっていたのである．2015 年以降，メディアがこの問題を取り上げる頻度は低くなった．しかし，現象そのものがなくなったわけではない．今なお産業領域を中心に「新型うつ」と見なされるケースは存在し続けている．そこでここでは，「新型うつ」の特徴，「新型うつ」が台頭した背景要因を解説した後，「新型うつ」に対する実証研究の現状とそれを踏まえた今後の展望を述べる（詳細は文献 1 を参照されたい）．

　なお，紙幅に限りがあるため，本コラムは特に以下の点で学術的な厳密性を欠くことをあらかじめ断っておく．まず「新型うつ」という用語は学術的コンセンサスの得られた定義が存在しないマスコミ用語である[2]．また「新型うつ」と対比される形で引き合いに出される「従来型うつ病」も，診断基準が定められた疾病単位ではない．「従来型」とは，多様な疾患であるうつ病の一面だけを切り出した記述が，あたかもうつ病の全体像であるかのように誤解された結果の，誤ったうつ病像である．そのため「新型」や「従来型」という表現は，学術的な論考で用いるべきではない．しかしここでは，メディアが「新型うつ」として取り上げた現象を解説するという目的のもと，便宜上「新型」「従来型」という呼び方をする．

　「新型うつ」が「新型」と見なされた所以を浮き彫りにするため，まず，うつ病の典型例と考えられていた「従来型」について簡単に説明する．ここでいう「従来型」とは，DSM-II までは内因性うつ病，DSM-III 以降はメランコリー型として大うつ病性障害のサブタイプに位置づけられる病態である．「従来型」は几帳面，秩序志向的，他者配慮的等のメランコリー親和型性格を病前性格とする．このパーソナリティの持ち主が，負担が増加しても手を抜けずに高い要求水準を維持し続けようとすると，発症につながると考えられている[3]．また，症状はほぼ一日中，毎日続く一方で，本人の病識は

薄く，自分の弱さのせいで抑うつ的になっていると自分を責める傾向もある．先に大うつ病性障害のサブタイプだと述べた通り，「従来型」はあくまでうつ病の一類型である．しかし，さまざまな要因が絡み合った結果，日本人のうつ病の典型例はメランコリー型というイメージが出来上がった[4,5]．

　では，この「従来型」に対して「新型うつ」にはどのような違いがあったのだろうか．「新型うつ」と括られたケースに共通している認知行動的特徴としては，もともと仕事熱心ではなく，無責任で役割から逃避する傾向があり，規範に縛られることを嫌う等が挙げられる．また，抑うつ症状の表れ方にも気分反応性という特徴がある．気分反応性とは，ストレッサーから離れたり，自分の身に良いことがあったりした場合に症状が改善するというものである．さらに「新型うつ」の人は病識があり，自ら「うつ」であると周囲にアピールする[6]．また，不調の原因を会社や他者等，外的要因のせいと考える他罰的な思考や言動も見られる．よって，「うつ病とは真面目で仕事熱心な人が過労の結果陥り，毎日不調なのに仕事を休もうとしない状態なのだ」という固定観念を持っていた人々にとって，仕事熱心とはいえず，症状に浮き沈みがあり，他罰的な言動をとる人物がうつのアピールをしていることは，今まで見たことも聞いたこともない「新型」に思えたのだろう．

　次に，「新型うつ」が台頭した背景要因について述べる．ここでは主要なものとして，操作的診断基準およびうつ病啓発活動の弊害を取り上げる．DSM-III 以降に採用された操作的診断基準の功罪はすでに多くの精神科医が指摘している通りである[4]．概言すれば，操作的診断基準の導入により診断の評定者間一致率が向上し，エビデンスに基づく研究と医療が行えるようになった反面，発症背景を軽視した安易な数合わせの診断が行われがちになったといわれている．ここに，1990 年代以降盛んに行われたうつ病啓発活動の弊害が組み合わさることで「新型うつ」が台頭する土壌ができたと考えられる．新規抗うつ薬の販売に伴う啓発活動では「うつはこころの風邪」というキャッチコピーが用いられた．このキャッチコピーには「うつ（病）は，心が弱い人だけのなる病気ではなく，ましてや怠けでもありません．誰でもかかる風邪のようなもので，十分な休養と適切な薬剤で改善するものです」というメッセージが込められていた．啓発活動の結果，精神科へのスティグ

マは弱毒化した反面，本来病気を表す「うつ（病）」という言葉が，日常的な悩みや憂うつを意味する言葉として用いられるようにもなってしまった[7]．さらに，こうした啓発活動では，うつ病の早期発見という目的のもと「うつ病チェックリスト」が種々の媒体を通じて流布された．操作的診断基準に基づいた一般大衆向け「うつ病チェックリスト」では，操作的診断の背景理論や多軸診断の部分がほとんど省略されてしまった結果，安易な自己診断や浅薄なうつ病理解を招いた[4]．

　こうして，操作的診断基準およびうつ病啓発活動の弊害が組み合わさることで，以下のような変化が人々の間に生じたと考えられる．まず，うつ病啓発活動によって，人々の中でうつ病に対するスティグマが弱毒化し，風邪を疑うかのように「もしかしてうつ病かな？」と疑うことへの抵抗感が弱まった．また，操作的診断の普及によりその疑いを簡便に確かめる方法も生まれた．他方，啓発活動を通じてうつ病の認知度は上昇したものの，それは「従来型」を念頭に置いた一面的なうつ病像であり，具体的な対処法としても「励まさず，十分な休養を取らせる」という部分的なものであった．その結果，従来型以外の「うつ」を受け入れる準備が不十分なまま，自身のメンタルヘルスに不安を抱き，確かめ，「うつかもしれない」とアピールする人が増加した．実際のところ日常的な感情として悲しみや憂うつは経験しうることに加え，抑うつ症状を伴う精神疾患はうつ病だけではない．このような知識や各ケースに応じた臨機応変な対応法まで周知されていれば，「新型うつ」という混乱が生じることもなかったかもしれないが，それは言易行難というものであろう．

　最後に「新型うつ」に関する研究状況を紹介しつつ，今後の展望を述べる．精神医学の分野では，加藤隆弘の研究グループが組織的に「新型うつ」の研究を行っており「新型うつ」と同様の症例は日本だけでなく，韓国，オーストラリア，イラン，米国等の海外でも確認されている[8]．また，Katoらは，現代抑うつ症候群として精神医学的な診断基準を提案している[9]．心理学分野では，坂本真士の研究グループが臨床社会心理学の立場から体系的にアプローチしている．坂本らの研究グループは，対人過敏傾向と自己優先志向という，「新型うつ」と関連するパーソナリティを提唱し，それを測定

する尺度を開発した[10]．以降はこの尺度を軸に，対人過敏・自己優先型抑うつの発症メカニズムの実証的検討を進めている[1]．さらに，坂本らは社会心理学的観点から「新型うつ」の社会的認知についても検討を進め，「新型」は「従来型」よりも否定的に認知されていることを社会的属性の異なる複数のサンプルに実施した研究から明らかにした[11]．今後は，加藤や坂本の提唱した定義や理論が多くの研究者の目により吟味された上で，抑うつ自体の理解が深まることが期待される．最も危惧することは「新型うつ」がかつてのうつ病のようにスティグマ化されることである．それが医学的な治療の対象になるか否かにかかわらず，うつのアピールをする当人は何らかの不調状態にあると考えられる．よって，従来型と一致しなければうつ病ではない，うつ病でないならケアする必要はないといった安直なロジックに陥らないことを祈る．　　　　　　　　　　　　　　　　　　　　〔山川　樹〕

▶文献

1) 坂本真士・山川　樹（2020）．日本大学文理学部人文科学研究所研究紀要，**99**, 109-140．

2) 日本うつ病学会　気分障害の治療ガイドライン作成委員会（2016）．治療ガイドライン II. うつ病（DSM-5）／大うつ病性障害 2016 日本うつ病学会 2016 年 7 月 31 日作成．〔https://www.secretariat.ne.jp/jsmd/iinkai/katsudou/data/160731.pdf（2020 年 3 月 27 日閲覧）〕

3) 大前　晋（2013）．精神神経学雑誌，**115**（7），711-728．

4) 野村総一郎（2008）．日本精神科病院協会雑誌，**27**, 269-273．

5) 清水光恵（2012）．精神医学史研究，**16**, 69-81．

6) 村中昌紀ほか（2015）．日本大学心理学研究，**36**, 44-51．

7) 神庭重信（2011）．最新医学，**66**, 1046-1048．

8) Kato, T. A. *et al.*（2011）．*Journal of Affective Disorders*, **135**（1-3），66-76．

9) Kato, T. A. *et al.*（2016）．*Psychiatry and clinical neurosciences*, **70**（1），7-23．

10) 村中昌紀ほか（2017）．心理学研究，**87**, 622-632．

11) 樫原　潤ほか（2018）．心理学研究，**89**, 520-526．

うつ病のアセスメント

5.1 抑うつのアセスメントの重要性

　抑うつの症状に悩む人は多く，国内で一生涯にうつ病に罹る人の割合（生涯有病率）は 5.7 % との報告もある[1]．公認心理師は，苦しむ人々の抑うつ状態の程度や元来のパーソナリティ傾向，現在の生活状況等をできる限り理解し，その緩和や改善のために何ができるか，必要な介入は何であるか，援助の手立てをともに考えなくてはならない．クライエントの症状や悩みを解消するため，現在抱えている問題や葛藤だけでなく，長所や資質も含めて心理支援の方針を決めることをアセスメント（assessment）と呼ぶ．

　抑うつが長期化しその程度が重症化するとうつ病と診断されることがあるが，抑うつ状態はうつ病だけに生じるものでなく，他の精神障害や身体疾患によっても生じることがある．また，躁状態と抑うつ状態とが交互に現れる躁うつ病の抑うつ状態と，うつ病の抑うつ状態とは，即座に見分けがつくものでなく長年気づかれない事例も多い．ライフイベントを経験することによって，一時的な抑うつ状態に陥ることもある．公認心理師は，感情やパーソナリティといった心理面だけを重視するのでなく，脳や遺伝といった生物面，家族や学校といった社会面の 3 要素からクライエントの問題を考えなくてはならない．これは，生物–心理–社会モデル（bio-psycho-social model）といい，多様な知識と包括的な視点が求められる．抑うつの重症度や原因について，見立てを大きく誤ると，その後の心理的介入が適切でない観点から行われる危険性があるため，抑うつのアセスメントに関する知識や技術の習得は，公認心理師にとって必須のものである．具体的な方法は，面接による方法，質問紙などの心理検査による方法である．

5.2 面接によるアセスメント

面接を通してアセスメントする技術は，公認心理師にとって，最も重要である．面接による抑うつのアセスメントには，構造化面接によるもの，カウンセリングや心理療法といった心理面接によるものがある．

a. 構造化面接によるアセスメント

構造化面接（structured interview）とは，どんな面接者が行っても一定の基準に従ってクライエントを評価できるよう，あらかじめ設定された質問項目や順序に応じて面接を実施する方法である．面接者によって得られる情報に差が生じないよう，質問の内容や順序，言葉遣い，記録方法といった手続きが細かく決められている．

構造化面接を用いた評価には，精神科における患者の精神症状の評価や診断を行うための精神科診断面接（structured clinical interview for DSM[2]：SCID）がある．SCID は，米国精神医学会が発表している精神障害の診断基準である精神障害の診断と統計マニュアル（DSM[3]）に基づいて作成されている．なお，DSM は 1952 年の第 1 版から改訂が重ねられ，現在では 2013 年（邦訳は 2014 年）に出版された第 5 版（DSM-5）が使用されている．この診断基準の発展に応じて SCID も改訂される．

SCID によるうつ病の評価では，「さて，これからあなたの気分について，もう少しお尋ねします．この 1 か月間に 1 日の大半を憂うつに感じたり，落ち込んでいたりすることが毎日のように続いた時期がありますか．それはどんな風でしたか」というように決められた質問文を示された順序に従って読み上げていく．この質問に対してクライエントが肯定したら「それはどのくらい続きましたか」と次の質問文を読み上げる．SCID の実施者は精神科医療従事者とされ，精神科医以外の専門職が実施することに問題はない．しかし，マニュアル化されているといえど，その内容は非常に専門的で，面接しながら評価するプロセスは容易ではない．うつ病をはじめ精神障害に対する一定以上の知識や面接技術が必要である．

他にも，精神疾患簡易構造化面接法 M.I.N.I.（the Mini-International Neuropsychiatric Interview[4]）がある．これは，先に説明した精神障害の診断基準である DSM-5 の前版である DSM-IV，世界保健機関（WHO）による国際疾病分類である ICD-10（International Statistical Classification of Diseases and Related Health Problems，最新版は ICD-11）の診断基準に基づいて作成されている．スクリーニングを目的とした研究用の面接項目であるため，15 分ほどで施行できる．

　SCID や M.I.N.I. は国際的な診断基準に基づいて作成されていたが，他にも専門家によって開発され，臨床現場で用いられている面接の評価基準がある．ハミルトンうつ病評価尺度（Hamilton Depression Rating Scale：HAM-D[5]）は，うつ病と診断された人を対象に，精神科医などの評価者が質問項目に従ってクライエントを評価する尺度である．ハミルトン（M. Hamilton）自身の臨床経験をもとに，罪責感，睡眠障害，身体症状など代表的な抑うつ症状を問う項目により作成されている．質問項目について，クライエント自身が回答して得点化するのではなく，評価者がクライエントの状態を見て重症度を選択する点が特徴である．他にも，HAM-D と類似した面接による評価法に，モンゴメリー・アズベルグうつ病評価尺度（Montgomery Åsberg Depression Rating Scale：MADRS[6]）の 10 項目がある．

b.　心理面接によるアセスメント

　カウンセリングや心理療法といった心理面接は，問題となる症状や主訴の改善を目的とする．回復につなげられるよう，毎回の面接の中でクライエントの話を丁寧に傾聴し，抑うつに関してだけでなく，身体状態，考え方の傾向，現在の生活環境や経済面といったさまざまな側面からアセスメントする．

(1) アセスメントのための心理面接

　心理面接は，厳密には，アセスメント面接と治療面接とに分けられる．アセスメント面接では，クライエントの問題（主訴）とその発生プロセスをはじめ，主訴に関連する情報から，問題緩和のための支援方針や面接の方向性を考える．これは，初回の面接（インテーク面接）や，初回から 5 回程度の面接を示すことが一般的である．治療面接は，アセスメント面接で明らかになった情報をもとに，公認心理師とクライエントが相談して，面接の目標を設定し，実

際の心理的介入を継続的に行う面接のことをいう．ただし，アセスメント面接と治療面接との間に大きな隔たりはなく，クライエントの語るストーリーや行動が，問題とどう関わっているのか，面接内で繰り返しアセスメントしていく．面接を継続していると，最初に考えていた見立てが異なっていることに気づくことがある．そうした際には，当初のアセスメントを柔軟に修正することが大切である．

　精神科医は，精神科医療における診察を通して，患者の状態を診断し，精神症状を緩和するための薬を処方したり，助言を与えたりする．診察時間を長く確保することができない場合も多く，診察を医師が担当し，30〜50分程度の心理面接を公認心理師が担当するなど，チームでクライエントに関わることが多い．公認心理師は心理学的観点からアセスメントを進めるが，病理的基準に沿ってうつ病であるか否かの診断を下すのは医師である．また，抑うつ症状や睡眠の問題が薬物療法で改善することは多いため，医療機関への受診をためらう人には，医療によるケアで症状が緩和する可能性があることを説明する必要がある．

(2) 心理面接における実際の関わり

　心理面接には，精神分析的心理療法，クライエント中心療法，認知行動療法などさまざまな方法があり，基盤となる理論や考え方，介入方法が異なるが，その違いにかかわらず適切にアセスメントしなくてはならない．

　初回面接は誰しも多少の緊張や不安を感じながらやってくる．来室したことをねぎらいあたたかく迎えることが大切である．特に，抑うつ症状が重い場合には，発話や動作が緩慢になることもあるため，適度なあいづちや促しをして，話しやすい雰囲気を作る．

　抑うつの程度や日常生活の様子については，「最近はとにかく辛くて動けないのですね……どんな感じなのかもう少し教えていただけますか」「毎日朝は何時くらいに起きて……お食事は召し上がりますか．美味しく食べられていますか」というように，具体的に把握できるよう尋ねていく．また，抑うつを評価する質問紙を実施し，得点や項目を共有して話し合っていくこともできる．

　ただし，抑うつの症状がどのような言葉で語られるか，どんな態度で表出されるかは，クライエントによって違いがある．たとえば，涙を浮かべて「毎日

本当に辛くて……何も手につかなくて……」という表現であれば，本人の苦し
さは比較的伝わりやすいかもしれない．しかし，言葉や態度に苦しさが表出さ
れにくく，訴えが多岐にわたっていたり症状が曖昧であったりするクライエン
トも存在する．「今は……ほんの少し調子が悪くて……」と微かにこわばった
表情で語るクライエントに対して，言葉の一部だけを拾い上げてすぐに納得し
てしまうことは危険である．容易にわかったつもりにならず，「ほんの少し調
子が悪い」ことについて，どんなふうに調子が悪いのか，きちんと尋ねなくて
はならない．同時に，クライエントの表情やしぐさ，姿勢，声量，話し方や話
すスピード，服装や髪型の整容など，クライエントの様子をさりげなく観察す
ることも大切である．先の例でも，微かにこわばった表情を見逃さずに，現在
の心身状態を予測しながら話を聴けるとよい．声量や話すスピードについて
も，適度な声の大きさでテンポよく話していくのか，絞り出すような声でその
都度考えながらゆっくりと話していくのかでは，抑うつの程度が異なると推測
できる．

　さらに，心身の不調や抑うつ気分が発生した頃の様子，生育歴や学歴・職歴
といったこれまでの生活状況，家族や友人といった対人面の様子，普段の考え
方や行動などについても幅広く尋ねる必要がある．クライエントについて広く
知ることで，パターン化された思考や行動，負担を感じやすい状況や対人関係
といった抑うつに関連する情報が明らかになる可能性がある．

　最後に，自殺の危険性についても同時にアセスメントしておきたい．「死に
たい」といった言葉が出たり，普段と異なる行動や様子が認められたりした
ら，公認心理師はクライエントが自殺についてどれくらい具体的に考えている
のか，見立てなくてはならない．死にたいといっても，すぐにでも死んでしま
いたいレベルであるのか，実際に死のうとは思わないが死んでしまったら楽だ
なぁと思うレベルであるのか，クライエントによってさまざまである．また，
自殺は突然起こるものではなく，そのプロセスが存在することが指摘されてい
る[7]．急に投げやりな態度になったり，今までとは違う明るい振る舞いへと変
わったり，事前に何らかのサインが現れることがある．自殺の話題は踏み込み
にくいようにも思えるが，その場で話し合うことができなかった結果，クライ
エントが危険にさらされるということがあってはならない．

5.3 面接場面以外でのアセスメント

　ここまでは，クライエント本人に何らかの不調が自覚されていたり，あるいは周囲に心配されたりして，クライエント自身が相談機関を訪れた事例を想定していた．つまり，公認心理師側も，クライエントが抑うつや心理的苦痛を有している可能性があると事前に予測できている場面であった．しかし，事前情報が十分にない場面でクライエントをアセスメントする機会も多い．たとえば，学校の授業中や休み時間の子どもの様子，出産直後や乳幼児健診における母親と子どもの様子，勤務中の社員の様子などである．

a. 子どもの抑うつ

　子どもの抑うつは，大人のように落ち込みや憂うつ感などが前景に現れるのでなく，イライラ感，元気のなさ，不安感など，別の症状で現れることが多い．身体的な症状で表出されることも多く，腹痛や頭痛，倦怠感を訴えたり，行動面でも，朝起きられなくなったりする．登校しぶりや欠席，ご飯が食べられないといった状態が認められることがある．子ども自身も，不快な心身状態やその理由をうまく言葉にできない場合が多いため，家族や教員など周囲の大人が変化に気づくことが重要である．子どもたちの異変を感じた教員から，アセスメントを依頼されることも少なくないため，担任教諭や家族に普段の様子との変化を教えてもらったり，子ども本人と話をしたりしながら，見立てていく．授業や行事への参加状況も含めた行動面や学習面，友人関係や家族関係の対人面の様子を把握できるとよい．また，小学校低学年から適用できるバールソン児童用抑うつ性尺度[8]による評価も利用できる．思春期の精神的な不調が，精神病の前駆段階である事例もあるため，注意して関わることが求められる．

b. 妊産婦の抑うつ

　産前産後は，母親になることへの期待と不安，出産による身体への負担，急激なホルモン減少による体内変化，乳児のいる生活環境への適応など，女性と家族にとって大きな変化が生じる時期である．子どもが生まれる喜びと同時

に，子どもにかかりきりになる疲労感や孤独感も大きい．産後すぐにマタニ
ティブルーズと呼ばれる一過性の抑うつ状態を経験することは広く知られてお
り，基本的には数日間で自然と回復していく．しかし，産後数週間後から数ヶ
月の間に，著しい気分の落ち込みや不安，子どもの世話や日常生活がままなら
ない，母親としての自分自身を強く責める，子どもに関心が持てずかわいいと
思えないといった状態が深刻化し，2週間以上継続する場合には，産後うつ病
を疑うべきである．特に，以前にうつ病を経験したことがある人，子育てや生
活に対する周囲のサポートが得られにくい人，パートナーとの関係に悩みを抱
えている人は，うつ病のリスクが高まるため，公認心理師はこうした情報も確
認したい．産後うつ病の評価には，10項目からなるエジンバラ産後うつ病質
問票[9]を用いることができる．母親の両価的な気持ちを受けとめながら，現在
の体調，現在の生活や子どもの様子で心配なことはないか，夫や両親に相談で
きているかなどを尋ね，工夫できることや利用できる資源はないか考えていけ
るとよい．

c. 働く人の抑うつ

　2015年にストレスチェック制度が開始され，メンタルヘルス向上に取り組
む事業所は増加傾向にあるものの，うつ病による休職は引き続き産業領域の大
きな課題である（第8章参照）．長時間労働，職場の人間関係，業務における
プレッシャーなど，就労場面でのストレスがきっかけになりやすい．労働者自
らが産業医に相談に来る場合もあるが，上司や人事担当者を通して相談が持ち
込まれる事例も多い．抑うつ状態が疑われる様子として，離席，遅刻，欠勤の
増加，ミスの増加，効率性の低下が挙げられる．また，社内で泣いていたり，
辞職を申し出たりすることもある．労働者への直接的なサポートとともに，本
人の意向を伺いながら，産業医や主治医，人事担当者，上司等の関係者と連携
することが必要である．さらに，休職中と復帰場面における公認心理師のサ
ポートやアセスメントも欠かせない．休職中は，十分な休養をとり心身の症状
を安定させるように努めながら，復職のためのリハビリであるリワークプログ
ラムに参加することが多い．決まった時間に個人またはグループで作業を行う
ことで，職場に戻る練習をし，徐々に心身を慣れさせていく．復職時には，復

職に対する意思や心配事の確認，無理なく従事できる業務内容や勤務時間，また，社内においてどんな配慮があると働きやすいかを見立て，本人や関係者とよく話し合っておくことが大切である．

5.4 心理検査による抑うつのアセスメント

心理検査を実施し，その結果を通して抑うつをアセスメントする技術は，スクリーニング，重症度や経過の把握といった実際の臨床場面で役立つ．心理検査にはさまざまな種類があるが，抑うつ症状を測定する検査には，まず，クライエント自身が質問項目に回答する質問紙法が挙げられる．また，抑うつ症状の影響を受けやすい記憶，思考，言語，判断力といった機能について，知能検査や認知機能検査で測定できる．さらに，これらの検査よりも自由度の高い投映法から，クライエントの全体像とともに抑うつ状態を評価する方法もある．

a. 質問紙法を用いたアセスメント

質問紙法は，アンケート式の質問項目にクライエント自身が回答し，それを集計して得点化した結果から評価する．質問の項目数にもよるが，基本的には短時間で実施可能で採点も容易であるため負担になりにくい．

抑うつの質問紙検査にはさまざまな種類があるが，心理学領域や医学領域で使用されやすい検査を以下に紹介する．いずれの検査も一般的な所要時間は10分程度である．実際の臨床場面で使用されるとともに，研究場面において用いられることも多い．

(1) BDI（ベック抑うつ質問票）

BDI（Beck Depression Inventory：ベック抑うつ質問票）は1961年にベックらによって開発された．悲しさ，喜びの喪失，罪責感などに関する21項目からなり，得点は0～3点の4件法で評価され，合計得点は63点である．うつ病と診断された患者の重症度を判別する得点の基準は，0～13点で極軽症，14～19点で軽症，20～28点で中等症，29～63点で重症である．大学生のサンプルにおいては，非うつ群の平均得点は7.65 ± 5.9点である[10]．

(2) CES-D（疫学研究用うつ病尺度）

CES-D（the Center for Epidemiologic Studies Depression Scale；疫学研究用うつ病尺度）は，1977 年に米国国立精神保健研究所で開発された[11]．「普段は何でもないことがわずらわしいと思う」「食べたくない，食欲が落ちたと思う」といった抑うつ気分，身体症状，対人関係，ポジティブ感情を問う 20 項目からなる．回答は，過去 1 週間における症状の頻度を，ない，1～2 日，3～4 日，5 日以上で尋ね，0～3 点で評価する．最高得点は 60 点で，16 点以上でうつ病の罹患が疑われる[12]．

(3) SDS（自己評価式抑うつ尺度）

SDS（Self-Rating Depression Scale；自己評価式抑うつ尺度）は，1965 年にツァン（W. W. K. Zung）らによって開発された．「気が沈んで憂うつだ」「泣いたり，泣きたくなる」などの 20 項目からなり，ないかたまに，ときどき，かなりのあいだ，ほとんどいつもの 4 段階で回答する．合計得点は 80 点で，得点の基準は，40 点未満でうつ性乏しい，40 点台で軽度うつ性あり，50 点以上で中等度うつ性あり，である[13]．

(4) PHQ-9（こころとからだの質問票）

PHQ-9（Patient Health Questionnaire；こころとからだの質問票）は，1999 年にスピッツァー（R. L. Spitzer）らによって開発された[14]．精神障害の診断・評価システムである PRIME-MD（Primary Care Evaluation of Mental Disorders）から，抑うつ症状に関する 9 項目を抽出して作られている[15]（表 5.1）．

表 5.1　PHQ-9 の実際の項目（文献 16 より作成）

1. 物事に対してほとんど興味がない、または楽しめない
2. 気分が落ち込む、憂うつになる、または絶望的な気持ちになる
3. 寝付きが悪い、途中で目がさめる、または逆に眠り過ぎる
4. 疲れた感じがする、または気力がない
5. あまり食欲がない、または食べ過ぎる
6. 自分はダメな人間だ、人生の敗北者だと気に病む、または自分自身あるいは家族に申し訳がないと感じる
7. 新聞を読む、またはテレビを見ることなどに集中することが難しい
8. 他人が気づくぐらいに動きや話し方が遅くなる、あるいは反対に、そわそわしたり、落ち着かず、ふだんよりも動き回ることがある
9. 死んだほうがましだ、あるいは自分を何らかの方法で傷つけようと思ったことがある

質問文には複数の問いが含まれるが，1つでも当てはまれば評価する．合計得点は27点で，2週間（重症度を問う場合には1週間）で質問項目の問題にどのくらい悩まされているかを，全くない，数日，半分以上，ほとんど毎日の0〜3点として評価する．得点の基準は，0〜4点でなし，5〜9点で軽度，10〜14点で中等度，15〜19点で中等度-重度，20〜27点で重度である．短時間で抑うつのリスクのある人を検出しなくてはならない場合に有用であり，米国精神医学会により使用が推奨され，近年国内での使用が増えている．

b. 知能検査や認知機能検査を用いたアセスメント

抑うつ症状により，注意集中力や記憶力が低下する，物事を効率的に進めることができない，言葉がすんなりと出てこない，考えがうまくまとまらないといった機能の低下が生じることがある．認知機能の障害は，学業や仕事といった日常生活の質の低下につながり，大きな課題の1つとなっている．よって，これらの機能を測定することにより，クライエントの力を発揮しやすい領域とそうでない領域について明らかにし，日常生活のサポートに役立てることができる．また，期間を置いて再検査をすることで回復の程度を知る目安にもなる．ただし，知的作業を要し時間がかかる検査も多く，クライエントにとって大きな負担になることがある．クライエントの心身状態によって実施可能かどうか事前に判断すべきである．

(1) 知能検査

ウエクスラー知能検査（Wechsler Intelligence Scale）は臨床現場で頻用される．改訂が重ねられ，現在は16〜90歳11ヶ月対象のWAIS-IV（ウェイス），5〜16歳11ヶ月対象のWISC-IV（ウィスク），2歳6ヶ月〜7歳3ヶ月対象のWPPSI-III（ウィプシ）が用いられている．知的能力を複数の下位検査によって多面的に捉えられるため，単に知的水準の数値を算出するだけでなく，クライエントが対応しやすい課題とそうでない課題とを全体的に把握できる．得られた結果をクライエントの実生活に照らし合わせて考察し，多職種間で共有することで，適切なサポートの提案につながる．

うつ病の患者群の傾向としては，たとえば，言語性の課題よりも動作性の課題の方が低いこと[17]，作業の処理スピードが低下すること[18]が指摘されてい

る．他にも，下位検査の1つである数唱の得点が低い患者は治療の効果が得られにくいことが報告されている[19]．

(2) 認 知 機 能

　認知機能検査にはさまざまな種類があり，検査目的に応じて選択される（表5.2，他にも研究で使われている認知機能の評価については第3章を参照）．

　注意機能の測定には，ストループテストがある．これは，刺激文字の色を連続して回答する課題であり，たとえば，赤色で書かれた「青」という文字の色名を答えることを要求される（つまり，正答は赤）．色と文字とが干渉し合って，通常は文字情報の方が優先されるため，課題の達成には注意の維持や抑制を必要とする．

　記憶機能の測定には，言語性記憶と視覚性記憶を測定することができるウエクスラー記憶検査がある．文章や単語を記憶する下位検査や図形や色を記憶する下位検査からなり，覚えたその場で回答する即時再生，30分ほど時間をあけて回答する遅延再生を測定できる．

　物事を計画的・効率的に実行する能力である遂行機能の測定にはBADSがある．目標の設定や計画性，その実行力を測る6種の下位検査からなる．たとえば，動物園地図検査では，指示されたルールを守って目的地にたどり着く道順を考え実行する力を捉える．

表5.2　認知機能評価に用いる検査の例

知能	ウエクスラー知能検査（WAIS） 知的機能の簡易評価（JART） コース立方体組み合わせ検査
注意	ストループテスト トレイルメイキングテスト 数唱
記憶	ウエクスラー記憶検査（WMS） リバーミード行動記憶検査 レイ複雑図形再生検査
遂行機能	ウィスコンシンカード分類検査 言語流暢性検査 遂行機能障害の行動評価（BADS）

　うつ病の患者群の傾向としては，ストループテストやBADSを含む神経心理学的検査を実施した結果，うつ病患者の方が健常者よりも成績が低く[20,21]，遂行機能や注意機能が低下していることが示されている．

c. 投映法を用いたアセスメント

　投映法は，曖昧な刺激に対する反応から個人のパーソナリティをつかむことを主な目的としているが，受検時の気分や思考傾向も把握できるため，抑うつのクライエントにも役立つ．また，抑うつ症状が前景に現れにくいクライエントや抑うつ症状を事前に把握できていなかったクライエントに実施し，検査態度や結果から内的な抑うつ傾向が読み取れることもある．ただし，投映法は多義的な解釈を前提としているため，関連するサインが1つ認められたことが必ず抑うつ状態を示すというわけではなく，複数の反応を総合的に判断していく．

(1) SCT（文章完成法テスト）

　SCT（Sentence Completion Test；文章完成法テスト）は，「子供の頃，私は」といった未完成の文章刺激に続けて自由に文章を記し，クライエントのパーソナリティ傾向，自己イメージ，対人関係，現在の生活状況，気分状態などを把握する検査である（図5.1）[22]．作成者によりいくつかの種類があるが，よく

Part I

1　子供の頃，私は ＿＿＿＿＿＿＿＿＿＿＿＿＿＿＿＿＿＿＿＿

＿＿＿＿＿＿＿＿＿＿＿＿＿＿＿＿＿＿＿＿＿＿＿＿＿＿＿＿＿

2　私はよく人から＿＿＿＿＿＿＿＿＿＿＿＿＿＿＿＿＿＿＿＿＿＿

＿＿＿＿＿＿＿＿＿＿＿＿＿＿＿＿＿＿＿＿＿＿＿＿＿＿＿＿＿

3　家の暮し＿＿＿＿＿＿＿＿＿＿＿＿＿＿＿＿＿＿＿＿＿＿＿＿＿

＿＿＿＿＿＿＿＿＿＿＿＿＿＿＿＿＿＿＿＿＿＿＿＿＿＿＿＿＿

4　私の失敗 ＿＿＿＿＿＿＿＿＿＿＿＿＿＿＿＿＿＿＿＿＿＿＿＿

＿＿＿＿＿＿＿＿＿＿＿＿＿＿＿＿＿＿＿＿＿＿＿＿＿＿＿＿＿

5　家の人は私を＿＿＿＿＿＿＿＿＿＿＿＿＿＿＿＿＿＿＿＿＿＿＿

＿＿＿＿＿＿＿＿＿＿＿＿＿＿＿＿＿＿＿＿＿＿＿＿＿＿＿＿＿

図5.1　実際のSCT成人用の項目例（文献22より作成）

使用されるのは精研式 SCT で，Part I，Part II の合わせて 60 項目の問いからなる．

　たとえば，「死」「自殺」といった直接的な刺激文への反応から抑うつ状態であることを読み取ることができるが，「私のできないことは」「私を不安にするのは」「私が残念なのは」「将来」などの項目に，自分自身や未来に対する悲観や絶望が記されることもある．また，「私の頭脳(あたま)」「私の気持」「私の健康」といった項目に，クライエントの現在の心身状態や生活状況に関して記されることがある[23]．一方で，抑うつの程度によっては，意欲や気力の低下，思考障害によって，思うように回答できず空欄が目立つ場合もある．実施後に，記した内容や空欄について尋ねてみるとより深くクライエントの思いを理解する手がかりとなる．

(2) 描画テスト

　描画テストは，絵を描く行為そのものが懐かしさを感じさせ，検査道具も鉛筆，クレヨン，画用紙があれば実施できる．さまざまな種類の中でも，代表的な描画に，バウムテスト（Baumtest（独），Treetest（英））がある（図 5.2）．

　バウムテストは心理学者コッホ（K. Koch）により発展した，木の絵を自由に描く検査であり，木の全体的印象，描かれた位置，部分の描き方などから考察する．たとえば，枯れ木や細い幹は，無力感や抑うつ感を象徴し[24]，上方に位置する木は抑うつ気分を抑え込もうとすること，均等に塗られた陰影は悲

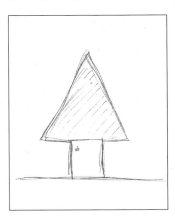

図 5.2　BDI-II の高得点者が描いたバウムテストの例

しみや抑うつの感情を象徴するとされる[25].　木全体を見て最初に直感的に感じる印象も重要で,　陰うつさや重苦しさ,　活気や活力のなさは抑うつ気分を反映している場合がある.

(3) ロールシャッハテスト

　ロールシャッハテスト（Rorschach test）は,　スイスの精神科医ロールシャッハ（H. Rorschach）によって考案された.　インクのしみが描かれた 10枚の図版を 1 枚ずつ見て,　それが何に見えるのか自由に反応することにより,　パーソナリティ傾向,　抱えている葛藤,　問題解決の特徴,　対人傾向などを予測する.　ロールシャッハテストは研究者によって解釈システムが異なるが,　たとえば片口法では,　反応数の減少,　初発反応時間の遅延,　動物反応の増加,　人間の全体像よりも部分を見た反応が多いこと[26]等を挙げている.　エクスナー（J. E. Exner）による包括システムでは,　いくつかの反応に基づいて評価する抑うつ指標の DEPI,　自殺の可能性を示す S-CON といった指標が設定されている[27].　ロールシャッハテストによって得られた情報を総合的に解釈することで,　抑うつ傾向やその原因となる考え方や葛藤を確認できる可能性がある.

5.5　おわりに

　心理面のアセスメントは,　クライエントの話を丁寧に傾聴することが基本であるが,　ただ漠然と聞くのではなく,　抑うつ症状とその深刻さ,　抑うつが生じた頃の様子,　パーソナリティ傾向,　生活状況や対人関係などのポイントを踏まえ,　専門的な予測を持ちながら聴き進めなくてはならない.　また,　心理検査は,　いくつかの検査を組み合わせて多面的にアセスメントを行うこと（テストバッテリー（test battery））が一般的である.　実施目的と各検査の特徴から,　クライエントの理解が深まる検査を選択したい.　　〔滑川瑞穂・横田正夫〕

▶文献

1) 川上憲人 (2016).　厚生労働科学研究費補助金　精神疾患の有病率等に関する大規模疫学調査研究—世界精神保健日本調査セカンド—　総合研究報告書
2) First. M. B. et al. (1997). *Structured clinical interview for DSM-IV axis I disorders*. Wash-

ington, DC：American Psychiatric Press.（高橋三郎（監修），北村俊則・岡野禎治（監訳）（2003）．精神科診断面接マニュアル SCID 使用の手引き・テスト用紙　日本評論社）

3）American Psychiatric Association（2013）．*Diagnostic and Statistical Manual of Mental Disorders.* 5th ed. Wathington, DC：American Psychiatric Association.（高橋三郎・大野裕（監訳）（2014）．DSM-5 精神疾患の診断・統計マニュアル　医学書院）

4）Sheehan, D. V., & Lecrubier, Y.（2000）．*Mini-international neuropsychiatric interview.*（大坪天平ほか（2003）．M. I. N. I.—精神疾患簡易構造化面接法 日本語版 5.0.0 —　星和書店）

5）長崎大学医学部精神神経科教室・Hamilton, M.（1996）．ハミルトンうつ病評価尺度（Hamilton Depression Scale）のガイドライン　長崎大学医学部精神神経科学教室

6）上島国利ほか（2003）．臨床精神薬理，**6**, 341-363.

7）張　賢徳（2012）．精神神経学雑誌，**114**, 553-558.

8）村田豊久ほか（1996）．最新精神医学，**1**, 131-138.

9）岡野　禎ほか（1996）．精神科診断学，**7**, 525-533.

10）Beck, A. T. *et al.*（1996）．*Manual for the Beck depression inventory.* 2nd ed. USA：The Psychological Corporation.（小嶋雅代・古川壽亮（訳）（2003）．日本語版 BDI-II —ベック抑うつ質問票—手引　日本文化科学社）

11）Radloff, L. S.（1977）．*Applied Psychological Measurement,* **1**, 385-401.

12）島　悟ほか（1985）．精神医学，**27**, 717-723.

13）福田一彦・小林重雄（1983）．SDS 自己評価式抑うつ性尺度使用手引き　三京房

14）Spitzer, R. L. *et al.*（1999）．*JAMA,* **282**, 1737-1744.

15）村松公美子・上島国利（2009）．診断と治療，**97**, 1465-1473.

16）村松公美子（2014）．新潟青陵大学大学院臨床心理学研究，**7**, 35-39.

17）Gorlyn, M. *et al.*（2006）．*III Journal of clinical and Experimental Neuropsychology,* **28**, 1145-1157.

18）滑川瑞穂・横田正夫（2018）．III 日本大学文理学部心理臨床センター紀要，**15**, 19-28.

19）Lin, C. H. *et al.*（2019）．*Psychiatry Research,* **271**, 279-285.

20）Paelecke-Habermann, Y. *et al.*（2005）．*Journal of Affective Disorders,* **89**, 124-135.

21）Degl'Innocenti, A. *et al.*（1998）．*Acta Psychiatrica Scandinavica,* **97**, 182-188.

22）佐野勝男・槇田　仁（1960）．SCT テスト用紙—成人用—　金子書房

23）足立智昭（2006）．氏原　寛ほか（編）心理査定実践ハンドブック　創元社　pp.204-207

24）高橋依子（2011）．描画テスト　北大路書房

25）Stora, R.（1975）．*Le test du dessin d'arbre*（阿部恵一郎（訳）（2011）．バウムテスト研究—いかにして統計的解釈にいたるか—　みすず書房）

26）片口安史（1974）．新・心理診断法　金子書房

27）Exner, J. E.（2003）．*The Rorschach a comprehensive system volume1 basic foundations and principles of interpretation.* 4th ed. Wiley.（中村紀子・野田昌道（訳）（2009）．ロールシャッハ・テスト—包括システムの基礎と解釈の原理—　金剛出版）

医療領域におけるうつ病

6.1 はじめに

　本章では，医療領域で抑うつへの支援を行う際に求められる知識や臨床実践のポイントについて論じる．医療領域において抑うつへの支援を行う診療科としては，精神科や心療内科が中心となる．一方で，さまざまな体調不良をきっかけに内科などの一般診療科を受診し，経過を丁寧に聴取すると強いストレッサーが影響して抑うつを呈している場合も少なくない．つまり，医療領域での抑うつ支援では，来談するクライエントの属性，生活環境などが多岐にわたる点が特徴である．具体的には有職者，家庭における夫や妻，その両親および子どもなどである．また，昨今ではメンタルヘルスの啓発活動が進んだこともあり，会社の上司，同僚，友人など，クライエントの関係者が間接的に支援の手を差し伸べている場合も多い．しかし，支援が奏功しない場合や，長期にわたるクライエントへの支援に疲弊し，関係者自身が抑うつを呈し，医療機関を訪れることもしばしば見受けられる．

　以上のように，医療領域において支援対象となるクライエントの背景は多種多様である．よって，ケースの個別性を重視したアセスメントを実施し，個々人が抱える心理的要因（以下，個人内要因）と，個人内要因の増悪や改善に影響を及ぼしうる生活環境（以下，環境要因）との相互作用からなる抑うつの発生・維持のメカニズムを定式化（ケースフォーミュレーション）した上で支援を実施していくことが求められる．次節からは，抑うつの発生に関連する個人内要因と環境要因について述べる．

6.2 ▶ 抑うつの発生に関連する個人内要因

　抑うつの発生には，多くの生物-心理-社会的要因が関与しているが（第2〜4章で詳述），本節では筆者の専門性も考慮し，抑うつの発生に関連が強いとされる個人内要因を，心理・社会的な要因を中心に4つに絞って臨床的な観点から記載する．なお，本節で記載する個人内要因の強さや表出頻度はパーソナリティや生育歴等により個人差があることを前提として，アセスメントおよび支援を行うように留意してほしい．

a. 反 す う

　抑うつの発生・維持の脆弱性要因として，「抑うつ気分を感じているときに，抑うつの症状，原因，意味，結果に対して持続的に，繰り返し注意が焦点づけられる情動制御方略」[1]と定義される「反すう」が多くの研究で指摘されている．また，抑うつ傾向が高い者は，ネガティブな内容の記憶を再生しやすいという記憶バイアスの強さも知られている[2]．そのため，クライエントと対話を進めていると，直近のストレス状況はさることながら，過去の親子関係を巡る葛藤や，学生時代，それも小学校や未就学時（幼稚園・保育園）にまで遡り，そのときに体験したネガティブな出来事が鮮明に想起され，面接場面でそのときの状況が細やかに表現されることが少なくない．クライエントが反すうする内容は，勉強やスポーツが苦手で嫌な思いをしたといった自己完結する内容以上に，対人関係においてショックを受けた出来事（いじめ，拒絶体験，暴力被害など）が多く語られる印象がある．また，一旦語りが始まると，反すうされた話題に毎回の話が終始してしまい，面接が進展しない事態にも陥りがちである．しかしながら，クライエントとの関係構築の観点からは，繰り返される辛さへの訴えを無下に扱うと，セラピストから見捨てられたという思いを持たせてしまいかねない．抑うつを抱えるクライエントは後述する愛着形成につまずきを抱えている場合も散見されることから，反すうの傾向を基盤として同じ語りがクライエントから繰り返されるとしても，その語りを病理の表現として否定的な態度で聞くことがないように注意が必要である．

b. 完全主義／タイプA

　抑うつを抱えるクライエントが有する傾向として，物事に対して過度な完全性を求める完全主義（perfectionism）的傾向や，短時間で多くのことを成し遂げるために常に努力しようとすることから心疾患を患いやすい行動様式であるタイプA（type A behavior pattern）などのパーソナリティ傾向が指摘されている[3,4]．このうち完全主義については，下位因子である「ミス（失敗）を過度に気にする傾向」「自分の行動に漠然と疑いを持つ傾向」の2つが，特に抑うつや絶望感に強く影響することが示されている[3]．また，タイプAについては，下位因子である「攻撃・敵意」が抑うつと有意な関連を示している[5]．このように，クライエントは各々置かれている状況で他者の目線を意識し，不安を感じながらも心身の負担を過度に超えた努力を自らに課し，抑うつを呈する場合が多い．有職者であれば，自らに与えられた業務を丁寧にこなそうとするだけでなく，上司や同僚から依頼を受けた業務に対して，負担や不満を感じながらも断れずに引き受けてしまい，後に処理が追いつかなくなり体調不良に陥る．子育て中の母親であれば，自らの中で理想の母親像をイメージし，「良妻賢母」を目指して日々の家事，育児をこなそうとする．しかし，自分で定めた基準に達成できていないとの自己評価が影響し，家族から些細な指摘を受けただけでも強い非難を受けたと捉えて抑うつを呈する．このように，完全主義／タイプAを基盤とする行動をとった結果，単に作業の限界容量を超えて過労を招くにとどまらず，他者からの信頼や期待に応えられず他者から嫌われてしまうと捉えて失意を抱き抑うつを呈する，という視点を持つ必要がある．以上の点から，各々のクライエントが「頑張る」ことでどのような結果を期待しているのかを把握することが，抑うつの支援に向けたアセスメントの着眼点として重要といえる．

c. 愛　　着

　愛着（attachment）とは「養育者との情緒的な結びつき」[6]を指す発達心理学の理論である．人は愛着を基盤にして心の「安全基地」を構築し，「安全基地」を拠り所にして社会の中で養育者の庇護から独立して活動できる原動力を得る．抑うつを抱えるクライエントの背景には，愛着形成のつまずきを抱えて

いる場合がしばしば見受けられる．具体的には，養育者との別離経験を持つ場合や，別離はなくとも養育者が仕事で多忙だったため，クライエント本人が望む程度のコミュニケーションを養育者との間で十分に積めなかった背景が見られるケースもある．親は健在，かつ多忙でもないものの，親自身が精神疾患を患っているなどの事情で子どもに対する情緒的応答性が十分でなかった場合も，愛着形成が十分に積めない場合がある．いずれの背景を有するにしても，愛着形成が十分に促進されなかった場合，発達段階のいずれかの時期，たとえば進学後，就職後，結婚・出産後など一定の負荷がかかるライフイベントによって，それまでピンと張っていた糸が切れたかのように強い抑うつが表出されることがある．この点は，「自分はどう頑張っても愛情を受けられない．何をしても無駄である」という，一種の学習性無力感[7]の結果としても理解できる．

　以上の通り，抑うつ発生の背景として母性剥奪理論（maternal deprivation）[8]で指摘された，何らかの理由で養育者との情緒的な相互作用が阻害されたことによる愛着不全や，それに伴う心身の成長阻害が影響している可能性は考慮に入れておきたい．

d.　向社会的行動

　向社会的行動（prosocial behavior）とは，他者の利益を意図した，時間や金銭など何らかのコスト（損失）がかかる自発的な行動であり，相手からの外的な報酬を得る場合は向社会的と呼ぶことが難しい性質を持つ[9]．抑うつを抱えるクライエントは，外形的には他者の立場や状況を慮るなど，他者配慮的な言動を示すことが多い．そのため，周囲からはクライエントが「優しい人」，つまり愛他的であると肯定的に評されている場合がしばしば見受けられる．しかし，クライエントがどのような理由で向社会的行動を示しているのかは面接で丁寧に確認する必要がある．なぜなら，向社会的行動を通じてクライエントは他者からの評価や愛情を得ることを期待している，あるいは無意識下にそうした期待を秘めている場合があるからである．a〜cで取り上げた個人内要因を振り返るとわかるように，抑うつを抱えるクライエントは，何らかの形で「対人関係」において過去に辛い思いを抱え，それらの記憶が繰り返し想起さ

れやすい状態にあるといえる．このような背景を抱えている場合，向社会的行動が他者からの承認や賞賛など，対人関係上の報酬を得ることを動機に行われる可能性がある．この仮説が妥当な場合，自己を犠牲にしてでも他者のために行動してしまい，結果として過労や努力に見合った見返りが得られず，抑うつが高まることが懸念される．抑うつを抱えるクライエントの支援においては，クライエントに見られる向社会的行動の動機にも焦点を当て，過度な向社会的行動が見受けられる場合は，その傾向に対する本人の気づきを高めつつ，新たな対人関係の持ち方を工夫するといった対応が必要になる．

e. 各個人内要因の相互作用

本節で記載した個人内要因は相互密接に関連し合い，クライエントの抑うつを高めることに注意を要する．あるケースでは，過去に親子関係の中で強く拒否されるなど愛着形成につまずきを抱えた経験を有しており，親しくなった友人に対して「嫌われたくない」という一心から過度に向社会的行動をとりすぎてしまった．その結果，友人に煙たがられて会う頻度を減らされてしまい，そのことにショックを受け抑うつが高まった．別のケースでは，完全主義的傾向やタイプ A に見られる負けず嫌いな傾向が重なり仕事に邁進するあまり，寝ても覚めても仕事のことを反すうし，過覚醒に陥り身体の倦怠感から抑うつが強まる悪循環に陥った．

このように，各々の要因が相互に影響を与え合い抑うつの発生に至っている可能性を意識してアセスメントを行い，その結果を事例ごとに定式化した上で支援計画を立てる必要がある．

6.3 抑うつの発生に関連する環境要因

本節では，抑うつの発生に関連する環境要因について，職場，家庭，学校の3点に焦点を当てて論じる．環境要因については，6.2 節で論じた個人内要因よりもクライエントによる個別性が高い．また，医療機関には心身の不調をきっかけにさまざまな生活環境に身を置くクライエントが受診する．よって，それぞれが置かれた生活環境を丁寧に聞き取りつつ，それらの生活環境が反す

うや完全主義等の個人内要因へどのような影響を与え，抑うつの悪循環を形成
しているかを見立てていくことが望ましい.

a.　職　　　場

　抑うつ発生のきっかけとして，職場環境の要因が大きく影響を及ぼすことに
は論を俟たない. たとえば長時間残業の常態化，組織の指揮系統や責任の所在
が曖昧であること，設備の老朽化等に見られる労働環境の悪さ，個人の適性を
上回る業務負荷など，さまざまな要素が考えられる. これらの環境要因に対し
て，上司の理解や協力的な同僚の存在など，職場内外におけるソーシャルサ
ポート（social support）が充実していれば，ストレス緩衝要因として作用し，
過度な抑うつに陥る事態は避けられるかもしれない. しかし，ソーシャルサ
ポートも十分に得られない場合は，ストレッサーが軽減されず，抑うつが維持
されることが想定される. 有職者のクライエントを支援するに当たっては，個
人内要因とともに，置かれている職場環境の様子についても詳細に把握し，そ
れらが個人に与える影響を加味した支援計画を立てることが望まれる.

b.　家　　　庭

　一口に家庭環境といっても，クライエントの立場によってその影響の仕方が
異なる. たとえば，クライエントが子どもの場合は，同居する両親，祖父母，
きょうだいなどとの関わりのあり方が重要になる. 一方で，クライエントが母
親の場合は，夫，子どもの他，自分の両親ならびに義理の両親との同居の有無
によっても受ける影響が異なる. 特に，母親が義理の両親と同居の場合，義理
の両親の「嫁」としての役割期待の内容や強度によっては，相当な負担を感じ
ながら日々の生活を送っている可能性もある. また，クライエントが子どもの
場合は，両親の関係性（不仲，DV の有無など）からの影響を受けることは勿
論，両親によるきょうだいへの関わりに不平等がある場合には，きょうだい間
で両親の愛情獲得を巡る同胞葛藤が生じている可能性もある. さらに，祖父母
がクライエントの場合は，子ども夫婦や孫との関係性において邪険に扱われて
いることがないか否か，子ども夫婦との同居・別居の別などがクライエントの
心理に影響を与える. たとえば，高齢になったクライエントを慮り，子ども夫

婦が遠方のクライエントを呼び寄せて同居することになった途端，クライエントが生活環境の変化についていけず，それまで生活していた土地からの離別に伴う悲嘆反応が生じ，抑うつが高まるといった話は散見される．

　以上の通り，家庭環境のアセスメントを行う上では，家族構成を同居・別居の別に拠らず具体的に把握すること，そのために家系図（ジェノグラム）を可能な範囲で作成することや，クライエントの家族成員に対する見方，捉え方を詳しく把握することが大切である．

c.　学　　　校

　特に学生のクライエントを支援する上では，学校での生活状況の具体的把握が必須である．幼保・小・中・高・大学いずれの学校区分であっても，所属学級や学校自体の雰囲気，友人関係（友人の有無，いじめの存在など），部活動やサークル参加の状況ならびに雰囲気，宿題や課題の多寡，学校における支援体制を含むソーシャルサポートの状況など，多方面にわたる聞き取りが欠かせない．特に医療機関で支援に当たる上では，クライエントが病院内で見せる様子と学校で普段見せている様子とが異なる可能性にも留意すべきである．そのため，医療機関に勤務する公認心理師であっても，クライエントおよび家族の了解のもとで学校に連絡を取り，クライエントの様子について情報収集を行う選択肢も排除せずに持ち合わせておきたい．このことによって，学校に対して支援を要請する必要性が判断される場合に連携が取りやすくもなる．

d.　その他の環境要因

　抑うつの発生要因として，交通事故や災害への遭遇，恋愛関係の破綻などさまざまな喪失体験がきっかけとなる場合がある．また，近隣住人とのトラブル，事故後の調停不調に伴う失望や怒りなど，日常生活におけるさまざまなライフイベントが抑うつを高める要因となりうる．いずれも喪失体験や怒りがベースに存在している．アセスメントを進める上では，クライエントに負担をかけない言葉遣いで話を深めるタイミングを計りながらも，これらの出来事が生じた状況の詳細や本人の思いなどについて，しっかりと聞き取る必要がある．

6.4 個人内要因と環境要因の相互作用

　ここまで，抑うつの発生に関連が深い個人内要因と環境要因の双方を概観した．支援に向けたアセスメントを行う際には，先述の通り，個人内要因の各要素が相互に関連する視点に加えて，個人内要因と環境要因も相互に関連し合って抑うつの発生に影響するという視点も併せて有しておきたい（図6.1）．簡単に一例を述べる．幼少期に両親の離婚を経験している子どもが高校に進学後，勉強を親身に見てくれる先生の期待に応えたいと思い，勉強に意欲的に取り組もうとした．しかし，家には勉強に打ち込める自分の部屋がない．しかも，母親が心筋梗塞を患って入院中のため，家事全般を本人が担う必要があった．そのため，成績が徐々に落ちていった．本人は，成績が落ちていることについて，親身にしてくれている先生が失望しているように感じられ，罪悪感や見捨てられ不安を強く抱き，抑うつが高まった．その結果，勉強が全く手につかないばかりか，学校も休みがちになっていった．

　以上の通り，医療領域で支援を行う上では，丁寧に話を聞き取りつつ，必要に応じて心理検査なども導入し，個人内要因と環境要因の相互作用を考慮に入れた抑うつの発生・維持メカニズムの定式化に努める必要がある．

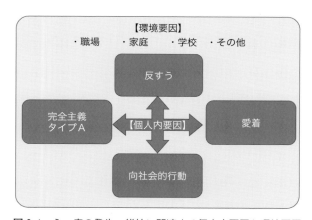

図6.1　うつ病の発生・維持に関連する個人内要因と環境要因

6.5 抑うつに対する支援

本節では，個人内要因と環境要因の各々に対してどのような支援が求められるかについて具体的に論じる．抑うつの支援に関しては，認知行動療法（cognitive behavioral therapy）をはじめとするさまざまな心理療法が適用されているが，本節では特定の心理療法の適用を論じるのではなく，できる限り一般的な記述で具体的な対応策を読者にイメージしてもらえるように記載する．

a. 総　　論

医療領域において抑うつの支援を行う利点として，支援の制約を受けにくい点が挙げられる．たとえばスクールカウンセリングの中では，児童生徒への支援のみならず，児童の保護者への支援や教職員へのコンサルテーションも業務に含まれる．また，1校につき週1回〜月1回程度の頻度で勤務することが多い実情から，毎週の定期的な面接を特定の児童生徒のみに実施することは時間的に難しい．学校の相談室では面接予約者以外の面接室への来室も多く，安定した枠組みによる面接の提供にも一定の限界がある．仮に児童生徒に抑うつが認められることがわかった場合も，上記の理由やそもそも心理治療に特化した機関ではないことからも，学校内では抑うつの治療を目的にした心理支援は提供できない．産業カウンセリングの領域において抑うつを呈する従業員にカウンセリングを提供することを考えた場合も，面接実施場所が企業内の場合，クライエントは自分の話が職場の上層部に伝えられ，その後の処遇に不安を覚えることが想定される．そのため，支援者に語られる内容には制限がかかっており，自由な語りを引き出せない可能性がある．しかし，医療機関であれば，このような制約を受けることなく，抑うつの改善を目的とした個人内要因と環境要因双方に対する支援が気兼ねなく提供できる．身体症状が合併する場合は，身体面への治療や服薬治療などの医学的対応が受けられる利点も大きい．

反面，医療機関で抑うつへの支援を行う際には，環境要因に働きかけが必要だと判断されても，情報共有に対する了解をクライエントから得ることは勿論，伝えるべき情報を取捨選択しつつ，関係者に対してクライエント理解に齟齬や誤解が生じないような言葉を丁寧に用いる必要がある．また，医療機関で

話し合った対応策を実生活の中で今一度試す必要があることもクライエントによっては困難を伴う．つまり，学習心理学でいうところの学習内容の般化（generalization）が，クライエントの自助努力によってなされなければなない．そのため，疾病利得や治療に対する不安などの理由から治療に対する動機づけが低いクライエントの場合，支援が中断してしまう可能性がある．以上の点から，支援者にとっては，抑うつからの回復に向けた動機づけの維持・向上をいかに促しつつ支援を継続できるかが，大きな課題の1つとなる．動機づけの維持・向上に対しては，抑うつから回復した場合に期待する生活状況を具体的にイメージしてもらうことや，支援の方向性に関する情報を具体的に提供するといった工夫が考えられる．しかし，治療を本格的に受けようと思える時期に達していないクライエントも少なからずいる．十分な治療への意欲が高まっていないクライエントに対しては，支援の深追いをせず，気長に時期を待つ面接姿勢も有しておきたい．

b.　個人内要因への対応

(1) 反　す　う

　反すうの理論を考慮した場合，反すう自体を止めてしまえばネガティブな記憶の想起が止まることが考えられる．この点について，不快な気分のことではなく他のことを考える，他の活動によって紛らわすといった，気晴らし（distraction）と呼ばれる方略が，不快な気分を改善する可能性が指摘されている[10]．また近年では，抑うつを呈するクライエントに対して安静を促すだけでなく，適度に行動を促して正の強化（positive reinforcement）が得られるような行動を活性化していくアプローチの有効性が指摘されている．いわゆる行動活性化療法（behavioral activation）[11]で述べられている対応である．ただし，気晴らしが不快な気分からの回避として用いられてしまう場合は，かえって不快な気分が強まることも指摘されている[10]．その理由は，不快な気分は抑制しようとするとかえって強まるというリバウンド効果（rebound effect）[12]から説明が可能である．したがって，気晴らしであれ行動活性であれ，クライエントに対しては，活動が抑うつなどの不快な気分から気を逸らす目的ではなく，不快な気分は感じながらも今行っている活動に注意を向けるこ

とや，活動自体を楽しむことが目的であることを繰り返し伝達する必要がある．このような支援の延長上の話として，活動の向かう先，つまりは生き方の検討が必要になってくることも視野に入れておきたい．

(2) 完全主義／タイプA

完全主義やタイプAは，これらの傾向自体が病理的といったことでは勿論なく，むしろ熱心に物事に取り組むことができる傾向として社会場面では肯定的に働く面もある．しかし，抑うつを呈するクライエントは，自らの心身の限界を超えてまで物事に打ち込もうとしやすい．抑うつの治療において「頑張れ」との励ましが悪影響をもたらすといわれる背景には，完全主義／タイプAの傾向を強化してしまい，クライエントが自ら設定する目標に達成していないと判断した場合に罪悪感や自責の念が高まり，抑うつにつながるからである．そこで，抑うつの治療においては，自分自身が頑張ることを志向しやすいパーソナリティを有していることの理解を促す．その上で，自分の心身に無理がない程度に活動していくように支援を行うことが重要となる．その際，活動と同時に心身の感覚へ焦点を向ける，セルフモニタリングを欠かさず実行してもらう．セルフモニタリングを行えるようになると，自分の心身の状態への気づきが高まり，過労を防止しやすくなる．

以前の抑うつ治療においては，活動的になりすぎる傾向の緩和を意図して，休息の重要性が指摘されることが多かった．しかし，反すうの理論からも示唆されるように，長期の休息が逆に反すうを強める作用も無視できない．以上の点から，無理のない程度の行動を増やし，正の強化となりうる快刺激を得られるように促す行動活性を意識した対応も，取り入れる必要がある．適度な活動を維持することで，完全主義／タイプAによる過度な活動を減じつつ，反すうによるネガティブな記憶の想起を止め，活動を通じて得られる喜びや達成感の獲得につながることが期待される．臨床場面では，クライエントにとって身近な範囲で無理なく楽しみや喜びを感じられる活動が何かを，話し合いながら活動内容を決めていくとよい．ただし，行動活性を行う前提として，クライエントの体力が一定レベルまで回復している必要がある．よって，支援の初期段階では十分な休息を促すことが重要である．

(3) 愛着／向社会的行動

　生育歴の中で愛着形成につまずきが見られるクライエントの場合，安定した治療関係を構築し，関係を維持することが大切である．このような対応自体が抑うつの原因となりうる対人的な無力感，拒絶感や人に対する不信感の改善に寄与する可能性がある．心理支援の基本となる受容・共感等の基本的関わりを通じた治療関係の醸成に心を尽くしたい．

　一方，向社会的行動が強すぎ，他者に対する過度な気遣い，配慮が疲労となり本人の抑うつが強まっている場合もある．クライエントの日常生活に関する話でそのような状況が推測できる他，治療場面でも支援者にそのような態度が向けられることにも留意したい．その場合，面接で本音が語られず当たり障りのない会話に終始し，面接内容が深まらないといった状況を招くことがある．このような傾向が垣間見えた際には，他者に対する気遣いや他者が喜ぶための努力をしている可能性を面接で指摘しつつ，気遣いがなくとも自分らしく振る舞っていれば十分に他者からの関心が自分に向けられるという実感を得られることを目指したい．たとえば，疲れているときは自分の体調維持を優先して友人からの誘いを断る，人に仕事を依頼するなどである．愛着形成不全や向社会的行動の傾向が強いクライエントにとって，自分の都合や思いを優先することは強い不安を引き起こしがちである．このような不安に対しては，支援者との信頼関係を前提としつつ，不安でも自分の都合を優先して行動してもらい，それでも人から拒絶されることがないことをクライエント自身が体感できると理想である．

c.　個人内要因への支援の要点

　クライエントの支援を進める上では，抑うつに限った話ではないが，最もクライエントに負担が少なく，かつクライエントから合意を得やすい部分から働きかけを行うことが望ましい．この点を意識することにより，支援を受ける動機づけが保たれやすい．くれぐれも支援者が良いと考えるペースで支援を進めることがないように留意したい．また，個人内要因はすべて相互作用しているため，どこかに働きかけを行えば，自ずと別の要因も改善に向かって変化していくものである．たとえば，反すうの軽減を目的に外での活動に取り組むこと

は，同時に行動活性としても作用し，正の強化が得られるきっかけにもなりうる．また，友人との会話において無理に相手に合わせないように振る舞えれば，それは同時に完全主義的な傾向を抑制できたともいえるだろう．

　今一つ支援において重要な点は，支援者が認識しているほど，クライエントにとっては個人内要因が抑うつの発生・維持に影響しているとは認識されていない点である．たとえば，クライエントは自分の仕事のこなし方が完全主義的で自らの心身に負担になっていると気づいていないことが多い．また，他者から賞賛を得たいとの思い故に向社会的に振る舞っているとの自覚もない．このような自己理解の不足については，クライエントから語られた内容を受けて治療者が感じ取った感覚を率直に伝え返すように試みるとよい．たとえばクライエントから「仕事を上司に期待されるほどにこなせていなくて罪悪感を覚える」といった話が語られた場合，支援者は「与えられた仕事はしっかりこなしたいという思いが非常に強いように感じますが，いかがでしょうか」「仕事をこなせないと，依頼してきた同僚や上司に申し訳が立たないといった気持ちを持ちやすいのでしょうか」などと返答してみる．このような指摘により，クライエントは自分では気づいていない側面についての自己理解に近づける．伝え返しは1回のみ，あるいは1側面だけでなく，複数回，多側面にわたり繰り返し行っていく．自己理解が進むことにより，クライエントははじめて自分の言動をそれまでと異なる方向に向かって変化させていくことが可能となる．

6.6 環境要因への支援

　クライエントが普段身を置いている環境に個人内要因へ悪影響を及ぼす要素が見受けられる場合，環境に対しても可能な範囲で働きかけを行う．「どのような環境に身を置いていても，個々人の環境への身の処し方が重要なので，環境に働きかけを行うことは心理臨床的ではない」という考え方もあるかもしれない．しかし，公認心理師はクライエントにとって有益な心理支援を提供する役割を担うと考えれば，心理支援として有益だと考えられる策はその範囲や対象を狭めることなく持ち合わせておきたい．

a. 心 理 教 育

　環境要因に対して働きかける上で特に重要となるのは心理教育である．具体的には，本章で示してきたような抑うつの発生・維持のメカニズムや，クライエントに対する支援策について，クライエントの関係者にもその内容を伝達するのである．抑うつの発生・維持のメカニズムを知らない関係者は，悪意なくクライエントを励ましてしまい，かえって完全主義的傾向を増長させてしまうかもしれない．また，クライエントに対して無理をさせまいと過度に配慮してしまうことが，行動することによる達成感の獲得や反すうの抑制機会を奪ってしまうことにもなりうる．こうした事態を防止する上で，関係者に対する心理教育が必要となる．

　医療領域において行いうる心理教育としては，直接クライエントの関係者に来院を促し，クライエントと同席，あるいは別席を設けて面接を行う方法が考えられる．医療機関によっては家族会を立ち上げ，定期的に抑うつを呈するクライエントの家族が現状で抱えている困難や苦労を共有しつつ，本人への関わり方のヒントや方向性を得られる場を設定している．家族会は家族どうしの交流を通じた支え合いの役割を果たす意義も大きい．

　関係者に対して心理教育を行う際の留意点として，どこまでの情報を関係者と共有してよいのかを事前にクライエント本人と打ち合わせておくことが大切である．伝達先がクライエントの家族であっても同様である．不要な個人情報の漏洩により医療不信を招くと，受療意欲の低下につながりかねないことや，伝えた内容によっては家族間の不仲を助長してしまう危険性もある．

b. 職　　　　場

　職場においては，勤務時間の調整，残業の縮小，業務内容の考慮などが得られると理想である．これらは，抑うつを呈するクライエントが抱えている完全主義／タイプ A の傾向による過度な努力を抑制し，心身の回復に寄与する．クライエントは無自覚のまま，仮に自分に合っていない業務であっても期待に応えようと過度な努力をする傾向がある．そのため，会社からはある程度の強制力をもって時短勤務，残業禁止等を促してもらうとともに，必要によっては適性業務への配置転換も行ってもらえると理想的である．一方，クライエント

は仕事を休むことや途中で切り上げることに対して強い不安を感じやすいため，休むことによって何ら不利益が生じないことを都度強調してもらうことも有益である．会社の上司や同僚によっては，抑うつを呈する本人への関わりに慣れていない場合もあるため，必要に応じてコンサルテーションという形で上司や同僚に対して面接を実施することも選択肢に入れておきたい．

c. 家 庭

クライエントが家族と同居している場合は，「クライエントが仕事や学校に行かないのは怠けているからだ」といった見方をできる限り慎んでもらう．そして，見守る姿勢で安心して休ませられる雰囲気を家庭内に作ってもらうことが理想である．しかし，クライエントを支援する家族は，支援が長期間にわたるにつれてクライエントへの見方が否定的にもなりうる．また，家族が疲弊している様子を見てクライエント自身が罪悪感を抱く場合もある．以上の点から，家族に対してはクライエントへの支援に過度な時間を割きすぎず，自分の楽しみにも時間を費やすことや，心身の回復に努める時間を十分に設けることも提案していく．家庭によっては，両親の養育機能に心理面，経済面などが影響して限界が見られるケースもある．その場合は自治体や福祉施設等とも連携し，安定した生活基盤を整えることを優先して支援を進めることも必要である．

d. 学 校

抑うつを呈する若者は学校に籍を置いているケースが多いと想定されるが，登校するエネルギーが枯渇している．登校を積極的に促すことは症状の悪化につながる可能性が高いため，しばらくは登校刺激を控えてもらえるように学校側へ依頼したい．この依頼は，直接医療機関の支援者が行ってもよいが，家族に支援者としての役割を積極的に担ってもらう意味でも，家庭と学校との連携を保つ意味でも，家族を通じて行ってもらうことが有益である．また，若者においては，家庭環境に困難を抱えており，愛着不全を基盤とする孤独感や孤立感を抱えている場合もある．よって，クライエントに対して完全に学校からの連絡を絶ってしまうのではなく，過度にならない程度には必要な事務連絡や課

題の提示などを切らさないように関わってもらう．「負担をかける意図はないが，あなたを気にかけている」という学校側の思いがクライエントに伝わるような協力を仰ぎたい．なお，大学では学生相談室や修学支援担当部門などが間に入り，本人の大学生活に必要な支援を提供してもらえる場合が多い．その際に，医師の診断書や意見書があると支援を具体的に進めてもらいやすい．そのため，医療機関からも連携の協力を惜しまないように心がけたい．

6.7　おわりに

　本章では，医療領域において抑うつに対する支援を行う上での要点を，個人内要因と環境要因に分けて論じた．本章に記載した支援は，基本的には言語を介したやり取りに支障のないクライエントに対する，言語を用いた個人カウンセリングを想定している．しかし，抑うつを呈するクライエントは，自らの思いを言葉として表現することが難しく，言語的な関わりのみでは自己洞察や問題解決に至れない場合もある[13]．よって，支援者は本章に記載した支援を進める上で，クライエントの状態像に応じて，たとえば芸術療法やデイケア等における身体活動などの非言語的なアプローチを含めて，自己洞察や行動への働きかけを提供できるように準備しておきたい（図6.2）．

　また，本章では個人カウンセリングにおける支援を念頭に置いて記載してきたが，医療現場においては，グループワークやグループカウンセリング等を取り入れた集団精神療法，リワークといった抑うつに対する各種グループ支援が展開されている[13]．個人カウンセリングと比較した際のグループ支援の利点としては，同じ悩みを抱えた者どうしで集うことによる心の支えを得られる効果が期待できる．また，他メンバーの活動の様子や共同作業時の他者観察を通じて，自分の傾向について振り返るきっかけや新たな行動を試す機会を身近に得やすい．一方，グループ支援では個々人の事情に応じた個別的な対応が取り辛い．そのため，個人カウンセリングとグループ支援を適宜組み合わせることで，それぞれの限界を補完しながら効果的に抑うつへの支援が展開できる（図6.2）．支援者の勤務先医療機関の状況を踏まえつつ，可能な範囲で個人と集団の両側面から支援を提供できる治療環境を整えたい．支援者の勤務先医療機関

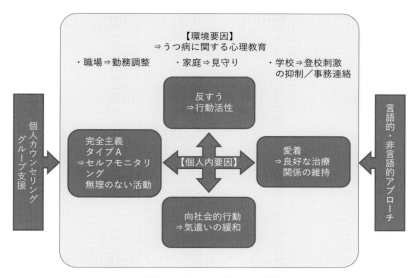

図6.2　うつ病に対する支援

のみではクライエントに適した支援が十分に提供できない場合は，医師，精神保健福祉士，社会福祉士等，他職種とも連携を取りつつ，クライエントを他機関に紹介することも一案である．抑うつに対してあらゆる支援策を柔軟に活用できるよう，日頃から研鑽を積んでほしい．　　　　　　　　　　〔松浦隆信〕

▶文献

1) 松本麻友子（2008）．名古屋大学大学院教育発達科学研究科紀要　心理発達科学，**55**，145-158.
2) 藤原裕弥ほか（2007）．行動療法研究，**33**，145-155.
3) 桜井茂雄・大谷佳子（1997）．心理学研究，**68**，179-186.
4) Friedman, M., & Rosenman, R. H.（1974）. *Type A behavior and your heart*. NY：Knopf.
5) 嘉瀬貴祥・大石和男（2015）．パーソナリティ研究，**24**，38-48.
6) Bowlby, J.（1969）. *Attachment and loss : Vol. 1. attachment*. NY：Basic Books.
7) Bowlby, J.（1951）. *Maternal care mental health*. Geneva：World Health Organization.
8) Seligman, M. E., & Maier, S. F.（1967）. *Journal of Experimental Psychology*, **74**, 1-9.
9) 菊池章夫（1984）．教育心理学年報，**23**，118-123.
10) 村山　航・及川　恵（2005）．教育心理学研究，**53**，273-286.

11) Lejuez, C. W. *et al.* (2001). *Behavior Modification*, **25**, 255-286.
12) Wegner, D. M. *et al.* (1987). *Journal of Personality and Social Psychology*, **53**, 5-13.
13) 新居みちる (2015). 京都大学大学院教育学研究科紀要, **61**, 149-161.

教育領域におけるうつ病

児童青年におけるうつ病の特徴

a. 子どもに特徴的に見られる抑うつ症状

現在，児童青年のうつ病に対する診断基準には DSM-5 が用いられることが多い[1]．うつ病の症状は，（1）抑うつ気分，（2）興味・喜びの減退，（3）食欲・体重の増減，（4）不眠・過眠，（5）焦燥・精神運動性制止，（6）易疲労性，（7）無価値観・罪責感，（8）集中・決断困難，（9）自殺念慮・自殺企図，といった9つの症状があり，これらのうち，（1）もしくは（2）のどちらかに加えて（3）〜（9）の5つ以上が2週間続くことがうつ病の診断基準となっている．児童青年の抑うつ症状が大人と主に異なる点は「抑うつ気分」の表出にある．大人の場合は抑うつ気分の多くが悲しみや憂うつ感，気分の落ち込みとして表現されるが，児童青年の場合，感情表現や感情の分化が未成熟であるために，イライラした感情として表現されることがある．また，抑うつ症状として食欲がない，体がだるい，眠れない，頭痛や腹痛がするといった身体的愁訴が見られる場合が多い[2]．そして，特に懸念されていることは，児童青年のうつ病は慢性的であり，再発することである．未治療の子どものうつ病は2年間で40%，5年間になると70%が再びうつ病の診断基準を満たすことが示されており，非常に再発性が高い[3]．また，診断面接でうつ病の診断基準を満たさないもののいくつかの抑うつ症状を持っていた14〜16歳の青年は，後のうつ病の発症リスクが約4倍もあるという報告もある[4]．しかしながら，これらのうつ病の症状を示す児童青年の約40%が治療を受けず放置されている[5]．いずれにしてもうつ病の典型的なイメージに当てはまる子どもは30%ほどしかおらず，子どものうつ病は見逃されやすい[52]．

また，教育領域で見られる抑うつ的エピソードとして，対人関係の問題，学

業不振，喫煙，不登校といったものが挙げられる．たとえば，うつ病青年の36.3％が対人関係や学業の問題を抱え，15％以上が少なくとも月に1日は日常の生活を送れないほどであるとされる[7]．同時に，児童青年のうつ病では自殺念慮・自殺企図や自傷も数多く見られる．また，診断面接で診断基準を満たしたうつ病青年の20％以上が少なくとも生涯に1度は自殺企図があったことを報告している．準臨床（subclinical）レベルの抑うつ症状を示す（うつ病の診断を満たさないものの抑うつ症状を測定する尺度（7.2b項参照）で高い得点を示す）14〜16歳の抑うつ症状を持つ青年であっても，2週間のうち25％が「死にたいと思った」，38％が「生きていても仕方がない」と回答している[8]．また，うつ病の児童では9％程度が自傷を経験しており，準臨床レベルのうつ病児では30％以上が自傷の問題を抱えていることがわかっている[9]．

b.　うつ病の有病率

　1980年代にうつ病の診断基準が確立されたことによって，これまでに児童青年を対象としたうつ病の実態調査が数多く行われてきた．欧米における複数の実態調査をまとめると児童期ではおよそ1％未満〜3％，青年期では2〜13％がうつ病に罹患していると言われる[10]．また，日本の教育現場で行われた調査では小学4〜6年生で約1％，中学1年生で4.1％が大うつ病性障害の診断基準に達し，小学4年生〜中学1年生で何らかの気分障害の診断基準を満たすものは4.2％にもなると報告されている[11]．中学生全体のうつ病の診断面接を行った佐藤らによれば，4.9％がうつ病の診断に該当し，女子では8％に上るとされる[12]．しかしながら，これらの数字は過小評価の可能性がある．実際に，後述する自己報告式の質問紙を用いて測定された実態調査では，準臨床レベルの抑うつ症状を持つ児童青年の割合は，小学生で10％近くに上り，中学生に至ってはおよそ20％の生徒が基準値を超える抑うつ症状を示した[13,14]．すなわち，厳しめに見積もっても中学校の35〜40人学級のうち1名は診断レベルの抑うつ症状を持っていることが想定される．

7.2 教育領域におけるうつ病への対処

a. 教育領域での段階的なサービス

　発達段階は異なるものの，教育領域においてはリスク状態の異なる多様な児童生徒および学生と出会うこととなるため，段階的なサービスの導入と提供を考えなければならない．図7.1は，メンタルヘルスのリスク状態を踏まえて予防の次元を表したものである[15]．縦軸はリスク状態を表しており，サービスの強度と対応している．一方で横軸はサービスを受けられる人数を表しており，幅が広いほど多くの人たちが参加できる形式となる．一番上の治療的支援とは，診断を受けているような子どもや若者への専門的な心理療法や薬物療法の適用を表している．たとえば医療領域におけるうつ病に対する認知行動療法などが代表的な支援方法である．次に，インディケイティッドレベルの介入とは，診断には至らないものの症状のいくつかを有しているような子どもや若者

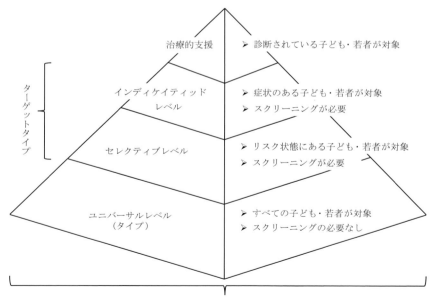

図7.1　メンタルヘルスの段階的サービス（文献 15 を参考にした文献 57 を一部改変）

に対する支援である．さらに，セレクティブレベルとは，精神疾患に関するリスク要因を有する子どもや若者を対象とする介入である．うつ病の親を持つ子どもたちに対する支援や，家庭的に不利な状況に置かれている子どもたちを対象とした介入などがこの次元の支援に含まれる．最後に，ユニバーサルレベルとは，すべての子どもや若者を対象とした支援のことである．小学校の学級で実施する介入や大学1年生に対する心理教育といった形で，教育領域においてはユニバーサルレベルの介入を実施できることは少なくない．教育領域で働く公認心理師は，うつ病が疑われる人から，そのようなリスクがほとんどない人までが存在している状況を踏まえた対応が求められることになる．

b.　教育領域でのアセスメント方法
(1)　質問紙法

　学齢期の子どもを対象とした場合，Children's Depression Inventory (CDI)[16]，Depression Self-Rating Scale (DSRS)[17]，および疫学研究用うつ病尺度（CES-D)[18]の3つの自己報告式の質問紙が使用できる（文献19も参照）．抑うつ状態が主観的な体験である以上，子どもであっても何らかの形で子ども自身からの報告を得ることは欠かせない．CDIはBDI[20]をもとに作成された子ども用の尺度で，世界的に広く用いられている．日本語版は，村田によって作成されており[21]，継続的に日本でもデータが発表されている[22,23]．一方，DSRSは日本国内で幅広く用いられている尺度であり，こちらも村田らによって日本語版が作成されている[24]．CES-Dは15歳以上が対象年齢とされているため，思春期青年期を対象として用いられることが多い．日本語版は島らによって開発されている[25]．さらに，思春期青年期に大学生まで含む場合，日本語版のこころとからだの質問票（PHQ-9, -15)[26]といった成人を対象とした尺度を用いることもできる（第5章参照）．

　幼い子どもの場合は，教師評定や親評定といった他者からの評定を用いることができる．小学生より前にうつ病であると確定診断されることは稀なことかもしれないが，さまざまな情緒的，行動的問題を示すことは決して珍しいことではない．最も広く用いられている尺度は，Children's Behavior Checklist (CBCL)[27]である．CBCLは基本的に親などの養育者が評定することになる

が，教師が評定する方式（Teacher Rating Form：TRF）も開発されており，複数の他者視点からの評価が可能である．さらに，青年期においては，自分自身で報告できる自己報告式（Youth Self-Report Form：YSR）も開発されており，多角的な観点からアセスメントできるという特徴がある．CBCL については，我が国においても翻訳版が作成されており活用が可能である[28,29]．

これらの尺度の活用方法は，図 7.1 の予防的次元によって異なる．教育領域においては，ユニバーサルな観点からのアセスメントがまずは求められる．義務教育である小中学校では，国公立と私立の学校を含めれば事実上ほとんどすべての子どもたちに何らかのアセスメントを実施できる可能性がある．それよりは人数が限られてしまうものの，初年度のオリエンテーション等で調査などを実施できれば，義務教育以降であっても多くの生徒や学生にアクセスが可能である．すなわち，ユニバーサルレベルでのアセスメントを実施できるということは，教育領域の特徴の 1 つといえる．そのため，これらの尺度をユニバーサルな次元で活用することで，カットオフ値を用いて，リスク状態を同定し，詳細なアセスメントの必要性やさらに集中的な支援の必要性を検討できる．佐藤ら[30]は，CDI，DSRS，CES-D の判別精度に関する分析を行っており，従来のカットオフ値（CDI=22 点，DSRS=16 点，CES-D=16 点）では偽陽性が多いことを示している．加えて，より精度の高い基準についても提案している（CDI=31 点，DSRS=24 点，CES-D=37 点）．すなわち，広くリスクの可能性を探りたいのか，さらに人数を絞って抽出したいのか，といった目的に合わせたカットオフ値の活用が求められる．

(2) 面接法

いずれの場合でも，カットオフ値はあくまでも目安にすぎない．そのため，スクリーニングで詳細なアセスメントの必要性が示された児童生徒および学生に対しては，さらに詳細なアセスメントが必要となる．すなわち，図 7.1 の上位の次元について検討していくことになる．厳密にうつ病の疑いを調べる目的においては，構造化面接や半構造化面接を用いることが望ましい．Anxiety Disorders Interview Schedule for DSM-IV（ADIS）[31]，精神疾患簡易構造化面接法（小児・青年用）（M.I.N.I. KID）[32]の日本語版，HRSD（Hamilton depression rating scale）の児童版である Children's Depression Rating Scale-

Revised（CDRS）[33]，Diagnostic Schedule Interview for Children（DISC）[34]，Kiddie Schedule for Affective Disorders and Schizophrenia（K-SADS）[35]などが代表的である．これらの面接を最初から最後まで行うことは時間的に厳しいかもしれないが，いくつかの質問を抜粋して使うなどして，詳細なアセスメントの必要性について検証することは有益である．再度，上記の自己報告式の質問紙を用いることによって，抑うつ状態が一時的なものであるのか，再度確認できるのかを調べることも有益である．

(3) 観察法

　質問紙法と面接法に加えて，観察法も有力なアセスメント方法となりうる．特に児童青年期の場合は，さまざまな要因で言語報告に限界があることが多いため，あらゆる場面における行動観察の情報を集める努力をすべきである．教育領域の特徴として子どもたちの生活の場におけるアセスメントが可能という特徴がある．そのため，ユニバーサルな観点から，教師による行動観察は非常に有用なアセスメントの方法となりうるかもしれない．体系的な情報ではないかもしれないが，学校の教師は長時間にわたり子どもと過ごすことになるため，個人間や個人内における比較が可能になる．たとえば，年少の児童や園児などであれば，学級の「気になる子ども」として，抑うつに関するリスクの高い子どもが抽出されている可能性がある．竹島・松見は，行動観察法を用いて，小学校における抑うつ症状を示す児童の対人場面における行動的特徴について，実証的なデータを示している[36]．このように行動観察法に基づいて，さらなる体系的なデータを得られれば，信頼に足るデータを得ることも可能となる（文献 37 も参照）．

c. 児童生徒個人に対する個別対応

　公認心理師が教育場面においてうつ病を示す子どもに出会う確率は非常に高い．先に述べたように，学級におよそ 1 名は抑うつの問題に苦しんでいる生徒が存在するばかりでなく[12]，セレクティブレベルの支援にまで範囲を広げてみると，支援の必要な児童生徒数はさらに増加する[13,14]．したがって，教育領域で働く公認心理師にとって，抑うつ症状に対する個別支援は欠かせないスキルになるといえるだろう．

(1) 個別対応の準備

まず，個別対応をするためには，先に述べたアセスメント方法を活用して支援の必要な児童生徒を見つけ出す努力が必要になる．子どもの心理的問題は，不安や抑うつといった内在化問題と攻撃や反社会的行動といった外在化問題の2つに分類できる[38]．その中でも，周囲が問題を発見しやすい外在化問題と比べれば，内在化問題は見過ごされやすい問題であるといえる．上述のように，身体的愁訴として症状を訴える子どもの多さを考えれば，教育領域で働く公認心理師は，抑うつの問題を能動的に発見するための努力をしなければならない[39]．

個別対応が必要な子どもがきちんと見つけられたとして，次に検討すべき点は，現在の自分の有している資源で対応可能か否かという点である．この資源には公認心理師自身の専門性や総合的なリスクの判定，あるいは現場での内的・外的制限などが含まれることになる．自傷の恐れや薬物療法の可能性を考えて，医療場面等にリファーすることを検討せねばならないかもしれない．リスクの中でも最も重要な点は自殺に関するアセスメントである．先に述べたように，自殺念慮・自殺企図はうつ病において比較的見られる重大な問題である．「寝た子を起こすな」という格言にあるように，根拠なく自殺の話をするとその人が自殺を考える原因になるというような誤解はいまだに根強い[40]．このリスクを曖昧なままにして対応を遅らせることがあってはならない．教育領域における公認心理師は，さまざまなリスクを可能な限り詳細にアセスメントした上で適切な対応が求められることになる．

以上の手続きを進めていくためには，学内外での連携が必要不可欠である．子どもの普段の様子は長時間接している教職員の方が多くの情報を握っているだろうし，子どもの心身の様子は養護教諭から教えてもらうこともできる．学校でスクールカウンセラーなどとして働く場合，公認心理師はチーム学校の一員として働くことが求められる．そのため，学校長をリーダーとするチームによる秘密保持の考えが適用されることもある．一方で，不利な家庭環境に置かれている子どもの支援や，重篤なケースへの対応は，外部の専門家との連携が求められることになる．先ほど述べたようなリスクの高い児童生徒に対して，適切なサービスが提供されることなく放置されることがあってはならず，公認

心理師は地域にどのようなサービスがあるのかを把握し，的確に活用していくことが求められる．

(2) 支援方法の選び方

　もし，現在の臨床の場において支援することが的切であると判断された場合，どのような支援が求められるのか．現時点での各国のエビデンスについて参照すると，抑うつの重症度と対象となる子どもの発達段階に合わせて支援の方策を考えることが推奨されている（2020年3月時点）．米国におけるガイドラインを参照すると，インディケイティッド，セレクティブレベルの介入としては認知行動療法の有効性が支持されていたものの，診断を有するうつ病に対する個別支援の観点において，児童期は青年期に比べるとエビデンスの蓄積が遅れており，十分な効果が示されているとは言いがたい状況であるが，青年期においては，認知行動療法と対人関係療法を個別と集団形式で実施することに対して十分なエビデンスが示されている[41,42]．英国におけるガイドラインでは，5～18歳の児童青年において，気分変調症を含む比較的軽度の抑うつの問題に対しては，集団形式やテクノロジーを活用した認知行動療法や集団対人関係療法，もしくは集団の非指示的な支持的療法の適用が推奨されている．中等症以上の場合は，5～11歳では，家族ベースの対人関係療法，精神力動的心理療法，および個別の認知行動療法が推奨されており，12～18歳では，個別の認知行動療法に薬物療法を加えるか否かの支援をまずは検討することが奨励されている[43]．今後は教育領域においても，エビデンスに基づく支援の提供がますます求められることになるだろう．

　最後に，いずれの支援を適用する場合も，成人と異なり，児童青年期では自ら支援場面に来談するばかりではないという点には注意が必要である．無論，公認心理師は時代に応じて専門性の向上が求められるため，エビデンスに基づく技法を身につけていかなければならない．ただし，その技法を活用するためのケースフォーミュレーションも同時に洗練させていかなければならない．児童生徒を対象とした場合は，安直に主たる話題を持ち出すよりは，クライエントの準備性に合わせて段階的に話題を核となるものに近づけていったり，機械的に技法を適用するのではなく，子どもの興味関心や理解度に合わせて教材を準備したりする工夫が必要不可欠である（文献44, 45も参照）．目の前のクラ

イエント1人1人にテーラーメイドで実施できる支援こそが，個別支援の一番の強みであることを忘れてはならない．

7.3 学級集団に対する抑うつ防止プログラム

a. 抑うつ防止プログラムのエビデンス

児童生徒に対しては，抑うつに限らず，問題が顕在化した後に対応するのではなく，問題につながる前の予防的な取組みが重要である[46]．特に，うつ病の問題では，抑うつ症状から引き起こされる問題を抱えている児童青年の多くがうつ病の診断基準に満たないケースであり，症状のレベルを低減させ症状の高いレベルにつながらないよう予防させる抑うつ防止プログラムの重要性が指摘されている[47]．学級に対する抑うつ防止プログラムでも，前述した3つのレベルでのプログラム形態をとるが，児童青年のための介入設置場面として，教育場面が理想的な環境とされている．なぜならば，教育場面は児童生徒どうしの接触がはるかに多く，大勢の人が過ごす場であり，多くの子どもたちにサービスを提供するという目的において何よりも実施可能性が高い．また，教育場面の利用は，メンタルヘルスサービスで生じるスティグマや経済的コスト，時間や場所といった課題が比較的少なくて済む[48]．さらに，学校で抑うつ防止プログラムを行う機会が増えれば，1度は見逃された情緒的問題にその後対応しやすくなる．

学級を対象とした抑うつ防止プログラムは，認知行動療法的技法を用いたアプローチが主要である[41]．認知行動療法的技法の中でも，社会的スキル訓練や社会的問題解決訓練などの対人的な行動訓練と，悲観的な認知の変容を目指す個人内の認知的訓練である認知再構成法を組み合わせたトレーニングが，複合的に用いられる[49]．我が国では社会的スキル訓練，認知再構成法の技法を用いたトレーニングが抑うつ防止の成果を上げている[50,51,52]．社会的スキル訓練は，望ましい対人関係スキルの発展や不適切な対人的やり取りを改善させることによって，良好な人間関係の構築を目指す技法である．我が国の抑うつ防止を目指した社会的スキル訓練では言語的教示→モデリング→行動リハーサル→フィードバックと強化を繰り返し，最終的に自然場面での般化を促進させ

る技法がとられている[50,52].児童生徒に認知再構成法を適用する手続きは大きく4つに分かれ,場面・考え方・感情の関係性の学習→場面・考え方・感情の関係性の整理→不適応な考え方の抽出→不適応な考え方の変容という流れになる(具体的な手続きは文献2参照).学級を対象としたユニバーサルレベルでの抑うつ防止プログラムの有効性は,インディケイティッドレベルの防止プログラムと比べて比較的小さいとされる[48,49].しかしながら,ユニバーサルレベルの抑うつ防止プログラムの取組みによって,そのとき判別されなかったうつ病リスクを持つ児童生徒を見逃す可能性が低くなることが予想され,抑うつ防止へのファーストアプローチとして用いる利点は大きいと考えられる.

b.　我が国における抑うつ防止プログラム

　ここでは,小学生を対象として開発され,後に中学生にも適用されたプログラムを紹介したい.このプログラムは佐藤・今城らの「フェニックスタイム」[52]を参考に作成されている(フェニックスタイムの具体的内容についてはいくつかの文献を参照してほしい[2,53]).フェニックスタイムは,学校の通常の授業時間で学級を対象に行われたユニバーサルレベルのプログラムである.学校の教員が授業者として実施できるように計画されており,学校で作成されているワークシートや指導案と類似した形で教材が準備されている.また,個別もしくは小集団で実施される認知行動療法と同じように,各セッションにホームワークが設定されている.フェニックスタイムは,心理教育,社会的スキル訓練,認知再構成法とそれらで学んだスキルを重点的に練習する応用学習が含まれた全9回で構成される.フェニックスタイムでは,児童全体がプログラムに親しみやすいように,「探偵ゲーム」という設定のもと,児童が出会いやすい問題を認知行動療法の技法を活用しながら解決していくという流れで進行する.

(1)　心理教育

　第1回は,オリエンテーションと心理教育のセッションである.オリエンテーションとしてプログラムの主旨を簡単に説明し,プログラムの中で守ってもらいたい約束((1)人のことを笑わない,(2)ふざけない,(3)はずかしがらない)について確認する.また心理教育として,さまざまな気持ちについて

学び，他人や自分の気持ちの理解を目的として行われる．まず，気持ちには良い気持ちと嫌な気持ちの2種類があることを教示する．本プログラムでは児童が学習内容に対して親しみを持ち，意欲的に学習に取り組めるように学習のポイントを「ひみつ道具」という形で導入する．次にワークシートの例題を読み，主人公の気持ち（悲しい，がっかり，イライラなど）とその理由を考える作業を行う．そして，授業の終盤には，「頑張りカード」の使い方について説明する．「頑張りカード」とは，授業の中での自分の頑張りを仲間から評価してもらうカードであり，授業の終わりに自分のカードを渡し，コメントを書いてもらう方法をとることで児童どうしがお互いにフィードバックできるようにするものである．

(2) 社会的スキル訓練

　第2〜4回までは社会的スキル訓練の時間である．第2回のあたたかい言葉かけスキルは（1）自分の発する言葉が相手にどのような影響を与えるかについて気づくこと，（2）あたたかい言葉かけとは何かを知り，状況に応じた言葉かけができるようになること，を目的として行われる．第3回と第4回では，主張性スキルである上手な頼み方と上手な断り方のスキルがターゲットとされる．上手な頼み方スキルは，頼み方によって相手に与える印象が違っていることに気づくこと，上手な頼み方を知り，ポイントを押さえて上手に頼むことができるようになることを目的とする．上手な断り方スキルは，断り方によって相手に与える印象が違っていることに気づくこと，上手な断り方を知りポイントを押さえて上手に断ること，ができるようになることを目指す．

　すべての社会的スキルの授業では，授業者である教員がワークブックでそれぞれのスキルが必要となる場面を提示し，その場面での適切な行動と不適切な行動を実際にやって見せることでモデルを示す．4〜6名のグループに分かれ，ワークブックのストーリーに対し，適切な行動を話し合って考えを出す練習をする．それぞれのスキルで重要なポイントを整理した後で，グループごとにペアを作り，登場人物になったつもりでロールプレイを行う．

(3) 認知再構成法

　第5〜7回の3回にわたって，嫌な気持ちになる原因を知り，その対処ができるようになることを目的に認知再構成法のセッションが実施される．気持ち

の大きさを 0〜100 で量的に表現する練習を行い，良い気持ち，嫌な気持ちどちらも 0 に近いほどその程度が小さく，100 に近づくほどその程度が大きいことを示す．また，出来事そのものではなく，その出来事が起きたときの「考え」が，気持ちの種類やその大きさを決めていることを学習する．第 6 回では，嫌な気持ちを生じさせたり大きくしたりする嫌な考えを特定する練習を行う．ワークブックでは「出来事・考え・気持ち」の関係は表の形に整理できることを示し，考え方の中には嫌な気持ちになりやすいものや嫌な気持ちを大きくするものがあることを説明しながら，例示されたストーリーの中からそれらの考え方を特定する練習を行う．そして第 7 回では，嫌な気持ちになる考え方にどう対処するかを知り，その使い方を学ぶ．提示された問題場面に対して，第 6 回をもとに嫌な気持ちになりやすい考え方や嫌な気持ちを大きくする考え方についてどのように対処するか実際に学級全体で話し合い，提案された対処法に対して教師がフィードバックすることを繰り返す．

(4) 応用学習

　フェニックスタイムにおける第 8 回と第 9 回は，社会的スキル訓練や認知再構成法で学んだスキルを使って，さまざまな困った状況での解決方法を選択し，実行する練習を行う．第 9 回の最後にはプログラム達成のフィードバックをねらった修了証を渡して，プログラムを終わらせる．本来，フェニックスタイムは全 9 回であるが，応用学習 2 セッションを除いた全 6〜7 回のプログラムも行われている．以上のようにフェニックスタイムは教員が実施者となることを目指しているが，セレクティブレベルやインディケイティッドレベルでの活用も可能である．また，教員が実施するユニバーサルレベルの介入であっても，教員のみが関わるのではなく，実際には専門家によるコンサルテーションや教員を含めた会議などが事前に行われており，専門的知識の伝達が必要となってくる．また，前述した通り児童青年期のうつ病は見えにくく，学校教員のみだと抑うつ防止プログラムの実施につながりにくい．そのため，教育領域をフィールドとする公認心理師はプログラムの提案や教材の作成など主導して行うことが求められる．

C. 実践の効果

フェニックスタイムによる抑うつ防止プログラムの成果はいくつか報告されている. ここでは, 小学校と中学校での実践研究を報告したい. 初期の研究では, 小学校5,6年生を対象に比較研究を行っている. 分析結果を見てみると, 抑うつ症状を測定する指標のCDIとDSRSどちらにおいてもプログラムに参加した児童の方が低減していることがわかった[52]. この研究ではプログラム実施直後の効果しか検証されていなかったが, その後, 6年生を対象とした維持効果の検証が行われた[54]. 松原らの研究では, 全7回のプログラムに参加した小学6年生53名（介入クラス）と参加しなかった同学年の105名（統制クラス）を比較し, 中学校進学後の維持効果の検証を行った. 分析の結果, 対象児全体ではプログラムによる抑うつ低減の維持効果は認められなかった. そこで抑うつの高低で分けて分析したところ, 準臨床レベルを示す得点より低かったクラスの大多数を占める抑うつ低群の児童において, プログラム直後の抑うつ低減と中学校進学後の症状の増加を防止できることが示された（図7.2）.

中学校での実践研究では, プログラムに参加した中学校1年生51名と横断的調査による標準群との比較が行われた（中学校1〜3年生1817名）[55]. 高橋らのプログラムは, 応用学習を削減し認知再構成法を2セッションに短縮した全6回から構成された[55]. 介入クラスは, 1年生のときにプログラムに参加し, プログラム直後, 2年生, 3年生と追跡調査された. 分析の結果から, 介

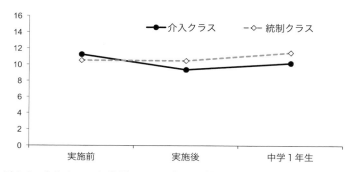

図7.2 介入クラスと統制クラスの抑うつ低群の児童のみの抑うつ得点の推移（文献54を一部改変）

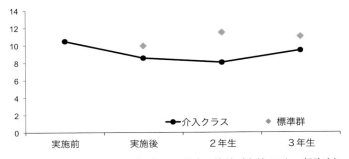

図7.3　介入クラスと標準群の抑うつ得点の比較（文献55を一部改変）

入直後では標準群の1年生時期との差異は認められなかったが，2年生の時期どうしの比較では抑うつ防止効果が確認された（図7.3）．しかしながら3年生時期になると，標準群との差は見られるものの防止効果は弱まっていた．また，3つすべての研究において，プログラムが目標とした社会的スキルやネガティブな認知の変容といったスキルの獲得は，一定の改善効果や維持効果は認められるものの，一貫した結果は得られていない．一方で，松原らはプログラムの実施データを用いてプログラムの効果メカニズムを分析したところ，プログラムで獲得されたスキルが抑うつ低減効果をもたらすことを確認している[56]．

　以上の結果から，認知行動療法をもとにした学級への抑うつ防止プログラムは，部分的に奏功しているものの，抑うつ低減に焦点を当てた場合に安定した有効性を見出すためには課題が多いといえる．しかしながら，公認心理師の役割の1つとして，心の健康に関する知識の普及を計るための教育および情報の提供が掲げられている．多くの児童生徒および学生に関わることができる教育領域は，心の健康増進を図る上で最適なフィールドの1つである．教育領域における公認心理師においては，今後ますます小集団や学級単位での効果的な支援方法の開発，検証，普及が求められることになるだろう．

〔石川信一・松原耕平〕

▶文献

1) American Psychiatric Association (2013). *Diagnostic and statistical manual of mental disorders.* 5th ed. Washington DC：American Psychiatric Association.（高橋三郎・大野裕（監訳）(2014). DSM-5 精神疾患の診断・統計マニュアル　医学書院）

2) 石川信一（2013）. 子どもの不安と抑うつに対する認知行動療法―理論と実践―　金子書房

3) Rao, U. *et al.* (1995). *Journal of the American Academy of Child and Adolescent Psychiatry,* **34**, 566-578.

4) Johnson, J. G. *et al.* (2009). *British Journal of Psychiatry,* **195**, 264-265.

5) Lewinsohn, M. P. *et al.* (1998). *Clinical Psychology Review,* **18**, 765-794.

6) 石川信一・佐藤正二（2015）. 臨床児童心理学―実証に基づく子ども支援の在り方―　ミネルヴァ書房

7) Kessler, R. C., & Walters, E. E. (1998). *Depression and Anxiety,* **7**, 3-14.

8) Balázs, J. *et al.* (2013). *Journal of Child Psychology and Psychiatry,* **54**, 670-677.

9) Wesselhoeft, R. *et al.* (2016). *Comprehensive Psychiatry,* **70**, 65-76.

10) Avenevoli, S. *et al.* (2008). J. R. Abela & B. J. Hankin (Eds.), *Handbook of depression in children and adolescents.* NY：Guilford Press. pp.6-31.

11) 傳田健三（2008）. 児童青年精神医学とその近接領域，**49**, 286-292.

12) 佐藤　寛ほか（2008）. 精神医学，**50**, 439-448.

13) 傳田健三ほか（2004）. 児童青年精神医学とその近接領域，**45**, 424-436.

14) 佐藤　寛ほか（2006）. 児童青年精神医学とその近接領域，**46**, 1-12.

15) Mrazek, P. J., & Haggerty, R. J. (Eds.) (1994). *Reducing risks for mental disorders : Frontiers for preventive intervention research.* Washington, DC：National Academy Press.

16) Kovacs, M. (1985). *Psychopharmacology Bulletin,* **21**, 995-998.

17) Birleson, P. (1981). *Journal of Child Psychology and Psychiatry,* **22**, 73-88.

18) Radloff, L. S. (1977). *Applied Psychological Measurement,* **1**, 385-401.

19) 石川信一（2011）. 心理臨床科学，**1**, 65-81.

20) Beck, A., & Steer, R. A. (1993). *Beck depression inventory (BDI) manual,* 2nd ed. Psychological Corporation, 555, Academic Court, San Antonio, TX78204-2498.

21) 村田豊久（1992）. 九州神経精神医学，**38**, 42-47.

22) 真志田直希ほか（2009）. 行動療法研究，**35**, 219-232.

23) Ozono, S. *et al.* (2019). *Pediatrics international.* ［https://doi. org/10. 1111/ped. 13984］

24) 村田豊久ほか（1996）. 最新精神医学，**1**, 131-138.

25) 島　悟ほか（1985）. 精神医学，**27**, 717-723.

26) Muramatsu, K. *et al.* (2007). *Psychological Reports,* **101**, 952-960.

27) Achenbach, T. M. (1991). *Manual for child behavior checklist/ 4-18 and 1991 profile.* Burlington, VT：University of Vermont Department of Psychiatry.

28) 井潤知美ほか（2001）. 小児の精神と神経，**41**, 243-252.

29) 戸ヶ崎泰子・坂野雄二（1998）. 精神科診断学，**9**, 235-245.

30) 佐藤　寛ほか（2009）．児童青年精神医学とその近接領域，**50**, 307-317.

31) Silverman, W. K., & Albano, A. M.（1996）．*Anxiety disorders interview schedule for DSM-IV : Child and parent version.* NY：Oxford University Press.

32) Otsubo, T. *et al.*（2005）．*Psychiatry and Clinical Neurosciences*, **59**, 517-526.

33) Poznanski, E.（1984）．*Journal of the American Academy of Child and Adolescent Psychiatry*, **23**, 191-197.

34) Shaffer, D. *et al.*（2000）．*Journal of the American Academy of Child and Adolescent Psychiatry*, **39**, 28-38.

35) Kaufman, J. *et al.*（1997）．*Journal of the American Academy of Child and Adolescent Psychiatry*, **36**, 980-988.

36) 竹島克典・松見淳子（2006）．日本行動分析学会第 24 回年次大会プログラム・発表論文集，71.

37) 佐藤　寛（2018）．なるほど！　心理学観察法—心理学ベーシック第 4 巻—　北大路書房

38) Achenbach, T. M., & Rescorla, L. A.（2007）．*Multicultural understanding of child and adolescent psychopathology : Implication for mental health assessment.* NY：Guilford Press.

39) 石川信一（2020）．岡島　義・金井嘉宏（編）．使う使える臨床心理学　弘文堂　pp.83-102.

40) Whiston, S. C.（2013）．*Principles and application of assessment in counseling.* 4th ed. Belmont：Brooks/Cole.（石川信一ほか（監訳）（2018）．カウンセリングにおけるアセスメントの原理と適用［第 4 版］　金子書房）

41) David-Ferdon, C., & Kaslow, N. J.（2008）．*Journal of Clinical Child and Adolescent Psychology*, **37**, 62-104.

42) Weering, V. R. *et al.*（2017）．*Journal of Clinical Child and Adolescent Psychology*, **46**, 11-43.

43) National Institute for Mental Health and Care Excellence（2019）．*Depression in children and young people : Identification and management.*［https://www.nice.org.uk/guidance/ng134/chapter/Recommendations］

44) 石川信一（2018）．イラストでわかる子どもの認知行動療法—困ったときの解決スキル 36—　合同出版

45) 石川信一（2019）．心理臨床科学，**9**, 55-62.

46) 松尾直博（2002）．教育心理学研究，**50**, 487-499.

47) Gillham, J. E.（2003）．*Prevention and Treatment*, **6**, Article 17c.

48) Calear, A. L., & Christensen, H.（2010）．*Journal of Adolescence*, **33**, 429-438.

49) Stice, E. *et al.*（2009）．*Journal of Consulting and Clinical Psychology*, **77**, 486-503.

50) 石川信一ほか（2010）．教育心理学研究，**58**, 372-384.

51) 小関俊祐ほか（2007）．行動療法研究，**33**, 45-58.

52) 佐藤　寛ほか（2009）．教育心理学研究，**57**, 111-123.

53) 佐藤正二ほか（2013）．学校でできる認知行動療法　子どもの抑うつ予防プログラム—小学校編—　日本評論社

54) 松原耕平ほか（2017）．認知療法研究，**10**, 181-193.

55) 髙橋高人ほか（2018）．教育心理学研究，**66**, 81-94.

56) 松原耕平ほか（2015）．認知療法研究，**8**, 249-257.

57) 石川信一ほか（2006）．教育心理学研究，**54**, 572-584.

8

産業領域におけるうつ病

産業領域におけるうつ病と公認心理師

　2015 年に公認心理師法が定められ，産業領域は公認心理師の主な 5 領域の 1 つとされている．加えて，2014 年に公布された「労働安全衛生法の一部を改正する法律」によりストレスチェック制度が義務化されるなど，産業領域における企業のメンタルヘルスへの対応は急務となっており，公認心理師に対する社会からの期待は高まっているといえる．そこで本章では，公認心理師が産業領域においてうつ病とどのように関わり支援を行うかを概説していく．

　産業領域において，うつ病は有病率や好発年齢などから，最も頻繁に見られる精神疾患であるといえる．たとえば，厚生労働省が 2017 年に実施した患者調査[1]では，うつ病をはじめとする気分（感情）障害の総患者数は約 128 万人と報告している．また，川上による大規模調査[2]では，ICD-10 診断による主要な精神疾患の中ではうつ病は最も有病率が高く，生涯有病率では 5.7%（男性 4.7%，女性 6.5%），12 ヶ月有病率では 2.7%（男性 2.3%，女性 2.9%）であった．さらに，年齢ごとの 12 ヶ月有病率は 24〜34 歳で 4.6%，35〜44 歳で 3.6%，45〜54 歳で 3.1%，55〜64 歳で 1.6%と各年代における主要な精神疾患の中でも高い割合を示していた．そのため，産業領域で活動する心理職にとって，うつ病への対応は中心的業務であるといえる．

　なお，産業領域における公認心理師の役割はその勤務形態によって異なる．たとえば，医療機関やカウンセリング機関など職場外の機関で公認心理師として支援を行うのか，それとも企業内の健康管理保健スタッフとして支援を行うのかによっても異なってくる．あるいは企業内の公認心理師であっても常勤職であるのか，嘱託などの非常勤職であるのかなど，公認心理師の立場によって期待される役割，果たすべき役割は変わってくる．そのため，産業領域におけ

るうつ病の支援に当たっては，公認心理師の立ち位置や求められている役割を念頭に置いて活動する必要がある．

　また，産業領域において心理的支援を行う際には，職場の風土や規定も考慮する必要がある．職場におけるメンタルヘルスへの理解度や，職務規程で認められる休職期間の程度，試し出勤（リハビリ出勤）の制度の有無など，職場ごとのルールを把握し，そのルールに則った支援を行うことが求められる．

8.2 職業性ストレスモデルによるうつ病発症の理解

　産業領域において，うつ病の発症に影響するストレスは数多く存在している．加えて，職場外の要因，個人差の要因などさまざまな要因がうつ病の発症に影響していると考えられる．本節では職場におけるストレスとうつ病の発症について説明していく．

　職場内外のストレッサーの影響を示したモデルとして図8.1に示す米国労働安全衛生研究所（National Institute of Occupational Safety and Health：NIOSH）による NIOSH 職業性ストレスモデル[3]が挙げられる．このモデルでは，職業性ストレッサーは急性反応へ影響を与え，その影響は職業外要因，個人内要因，緩衝要因といった要因によって増減される．そして，蓄積した反応によってさまざまな疾患が発症すると考えられる．必ずしもストレッサーの存在がうつ病発症の引き金となるわけではないが，ストレッサーとうつ病の発症・悪化との関係を理解する一助となるだろう．以下にそれぞれの構成要素について説明をしていきたい．

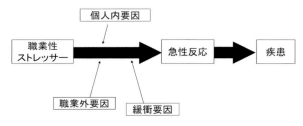

図8.1　NIOSH 職業性ストレスモデル[3]を一部改変

a.　職業性ストレッサー

　厚生労働省[4)]は，職場内のストレッサーとして，表8.1の7つの類型を挙げている．表8.1における平均的心理的負荷の強度Iとは，日常的に経験する出来事で，一般的には問題にならない程度の負荷，平均的心理的負荷の強度IIIとは，人生の中で稀に経験することもある強い心理的負荷，平均的心理的負荷の強度IIは両者の中間に位置する心理的負荷である．また表8.1に示した平均的心理的負荷の強度とは，あくまで多くの人間が感じる平均的な強度であ

表 8.1　職場における心理的負荷評価表[4)]

出来事の類型	具体的出来事	I	II	III
①事故や災害の体験	重度の病気や怪我をした			☆
	悲惨な事故や災害の体験（目撃）をした		☆	
②仕事の失敗，過重な責任の発生等	交通事故（重大な人身事故，重大事故）を起こした			☆
	会社の経営に影響するなどの重大な仕事上のミスをした			☆
	会社で起きた事故（事件）について，責任を問われた		☆	
	違法行為を強要された		☆	
	研修，会議等の参加を強要された	☆		
	大きな説明会や公式の場での発表を強いられた	☆		
③仕事の量・質の変化	仕事内容・仕事量の大きな変化を生じさせる出来事があった		☆	
	勤務・拘束時間が長期化する出来事が生じた		☆	
	勤務時間に変化があった	☆		
	仕事のペース，活動の変化があった	☆		
④身分の変化等	退職を強要された			☆
	出向した		☆	
	早期退職制度の対象となった	☆		
⑤役割・地位の変化	配置転換があった		☆	
	自分の昇進・昇格があった	☆		
⑥対人関係のトラブル	ひどい嫌がらせ，いじめを，又は暴行を受けた			☆
	上司とのトラブルがあった		☆	
	同僚とのトラブルがあった	☆		
⑦対人関係の変化	理解してくれていた人の異動があった	☆		
	同僚の昇進・昇格があった	☆		

注）具体的出来事に対する平均的な心理負荷の強度は☆で表現しているが，この強度は平均値である．

る．実際には，個々の事象によって強度は修正されうるため，あくまで目安として考えるとよいだろう．

　支援対象者との面談の中などでこれらの出来事が語られた際には，うつ病発症のリスクとなりうることに注意する必要がある．実際には公認心理師はこれらの職業性ストレッサーに対して，直接働きかけることは難しいが，スクリーニング面接等における情報収集や，管理監督者などに環境調整を打診する際に，重要な視点となるだろう．

b. 職業外要因

　職業外の要因については厚生労働省[4]では表8.2のように6つの類型を挙げている．表8.2の心理的負荷の強度の見方は表8.1と同様である．職業性ストレッサーの強度自体は高くなくとも，職業外要因の負荷が大きい場合には注意が必要である．

表 8.2　職場以外の心理的負荷評価表[4]

出来事の類型	具体的出来事	平均的心理的負荷の強度		
		I	II	III
①自分の出来事	離婚又は夫婦が別居した			☆
	自分が病気やケガをした		☆	
	夫婦のトラブル，不和があった	☆		
②自分以外の家族・親族の出来事	配偶者や子供，親又は兄弟が死亡した			☆
	親が重い病気やケガをした		☆	
	家族が婚約した又はその話が具体化した	☆		
③金銭関係	多額の財産を損失した又は突然大きな支出があった			☆
	収入が減少した		☆	
	住宅ローン又は消費者ローンを借りた	☆		
④事件,事故,災害の体験	天災や火災などにあった又は犯罪に巻き込まれた		☆	
	交通事故を起こした	☆		
⑤住環境の変化	騒音等，家の周囲の環境（人間環境を含む）が悪化した		☆	
	家屋や土地の売買をした又はその具体的な計画が持ち上がった	☆		
⑥他人との人間関係	友人，先輩に裏切られショックを受けた		☆	
	失恋，異性関係のもつれがあった		☆	

c. 個人内要因

個人内要因として，NIOSH 職業性ストレスモデルでは年齢，性別，パーソナリティなどが例として挙げられている．ここでは特にうつ病と関連する個人内要因について考えていきたい．

まず，年齢については，特に発達の観点と絡めて考える必要があるだろう．産業領域では，10 代の若者から定年後も嘱託などの形で勤務する高齢者まで，さまざまな年代の労働者が支援の対象となる．そのため，各年代における発達の課題や，経験しやすいライフイベントなども考慮する必要があるだろう．

次に性別についてであるが，疫学調査の結果からは女性の方がうつ病の罹患率が高いことが示されている[5]．また，経験しうるストレッサーも性別により変わってくるだろう．

最後にパーソナリティであるが，パーソナリティはストレッサーの経験頻度やストレッサーから心身への影響に関連すると考えられる[6]．たとえば，うつ病と関連するパーソナリティとして，生真面目，几帳面，完璧主義といったメランコリー親和型性格[7]が挙げられるが，メランコリー親和型性格の人物が，何らかの理由で作業量が低下し，本人が思うほどの成果を挙げられないとき，ストレッサーの影響は増大すると考えられる．

d. 緩 衝 要 因

緩衝要因とは，ストレッサーからの影響を軽減させる効果を持つ要因である．NIOSH 職業性ストレスモデルではこの緩衝要因として，上司，同僚，家族からのソーシャルサポートが挙げられている．ソーシャルサポートとは，対人関係と心身の健康に関する研究から生まれた概念である[8]．ソーシャルサポートの統一された定義は存在せず，個々の研究によって測定している側面は異なるが，多くのソーシャルサポート研究では，良好な対人関係や周囲からの支援的な行動は心身の健康に対して肯定的な影響を与えることが報告されている[9]．

一方で，ソーシャルサポートの欠如はストレッサーの影響を増大させるといえる．たとえば，うつ病に対して治療効果が認められている対人関係療法では，ソーシャルサポートの欠如・喪失はうつ病発症のリスクになると考え支援

を行う[10]. また，大うつ病に罹患した経験のある労働者を対象とした調査[11]では，「こころの不調に陥ったとき，特に困ったこと」の問いに対して，「職場内に相談相手がいなかった」が最も多く選択されていた（全体の53.1%）. また，次に選択されていた項目は「職場の人間関係が悪かった」（46.9%）であった. このように，ソーシャルサポートの欠如はうつ病罹患者にとって職場適応の困難を生じさせると考えられ，うつ病の発症のみならず，うつ病の持続や悪化にも影響すると考えられる.

また，ある時点において十分にソーシャルサポートを得られているからといって安心できるわけではない. なぜならば，ソーシャルサポートは対人関係から得られる援助であり，対人関係は流動的に変化するからである. たとえば，それまで理解者であった上司や同僚の退職や異動，家族との関係の変化などは，生活の中で容易に生じうるイベントである. 加えて，特にうつ病罹患者は対人関係の悪化を生じさせやすいとされている. たとえば，うつ病の外来患者はうつ病以外の外来患者と比較して，会話の相手から拒絶的な反応を受けやすいといわれている[12]. このように対人関係の問題はうつ病を引き起こし，うつ病であることによって対人関係を悪化させるという相互循環的な関係にあるといえる. うつ病への支援の際にはこの点にも留意する必要がある.

e. 急性反応と疾患

急性症状とは職業性ストレッサーによって生じる，心理的，生理的，行動的な反応である. これらが職業性ストレッサーに対する一過性の反応であるのか，それともうつ病の前兆となる症状なのかを判断する必要がある. 吉野・松崎は，憂うつな気分と意欲の減退の2つをうつ病の主症状としている[13]. 憂うつな気分とは気持ちが暗くなることであり，意欲の減退とはやる気や感動，喜びや興味が感じられないことである. それらの主症状に加えて，不眠や食欲の低下，性欲の低下，全身の倦怠感など自律神経症状があるときはうつ病の疑いがあるとしている. 支援対象者にこれらの兆候が見られた際には，持続期間や発生状況を考慮し，少しでもうつ病が疑われる場合，医療機関の受診を勧めるなどの対応が必要となる.

8.3 ▶ 企業によるうつ病への対応

　うつ病をはじめとするメンタルヘルスへの取組みは，法律や指針などに基づき制度化されている．ここではうつ病をはじめとするメンタルヘルスへの企業の取組みについて説明していきたい．なお，具体的な取組みは企業ごとに異なるため，産業領域で活動する際は当該企業の制度や取組みについて熟知する必要がある．

a．ストレスチェック

　冒頭でも述べたように現在企業は，ストレスチェックの努力や実施が義務となっている．その目的は，労働者のストレスと部署ごとのストレスをチェックし，職場におけるストレス要因を評価し，職場環境の改善につなげ，ストレス要因そのものを低減させることである．心理職はストレスチェックの中で，高ストレス者の選定のための面談，ストレスチェック結果通知後の相談対応，集団ごとの集計・分析結果に基づく職場環境の改善のための意見具申や助言などの役割がある[14]．また，2018 年より，所定の研修を修了した公認心理師もストレスチェックの実施者に加えられた．

　このストレスチェックには職業性ストレス簡易調査票[15]が用いられるのが一般的であるが，企業ごとに項目を修正する場合も認められており，心理職として専門的な見地から使用する尺度への意見具申を行うことも必要だろう．

b．4 つのメンタルヘルスケア

　企業による労働者の心の問題への対応の指針として，厚生労働省は「労働者の心の健康の保持増進のための指針」（メンタルヘルス指針，2006 年策定，2015 年改訂）[16]を定め，職場におけるメンタルヘルス対策を推進している．多くの企業ではこの指針に則って，うつ病をはじめとした精神疾患に対する対応を行っている．この指針の中で企業は，セルフケア，ラインによるケア，事業場内保健スタッフ等によるケア，事業場外資源によるケアの 4 つのメンタルヘルスケアによって，労働者の心の健康の保持増進を行うことが求められている．

　1つ目のセルフケアとは，労働者が自分自身の心の健康をケアすることを指す．具体的には，個々の労働者が自身を取り巻くストレッサーやストレス反応について正しく理解し，適切なコーピングを行えるよう知識や方法を身につけている状態である．企業は，メンタルヘルス研修等を通じて労働者のセルフケアを支援していく．

　2つ目のラインによるケアとは，日常的に労働者と接する管理監督者が，部下である労働者の心の健康に関してケアすることを指す．管理監督者は，日常から労働者の変化を把握しやすい立場にあり，個々の職場における具体的なストレッサーを把握し，その改善を図ることができる立場にある．そのため，管理監督者にはうつ病をはじめとした精神疾患の早期発見と早期対応が求められる．

　3つ目の事業場内保健スタッフによるケアとは，企業の産業医，保健師，公認心理師，人事労務管理スタッフなどが行うケアを指す．具体的には，労働者への面接や管理監督者へのコンサルテーション，メンタルヘルス対策に関する企画立案を通じて，セルフケアやラインによるケアなど事業所全体のメンタルヘルス対策を推進することが求められる．

　4つ目の事業場外資源によるケアとは，外部の医療機関やカウンセリング機関，地域保健機関など，事業場外の資源を活用した支援を行うことである．うつ病に対する治療的な支援は，基本的に事業場外の機関が担うこととなる．そのため，企業には外部機関との連携が必要とされる．その際，公認心理師を含む保健スタッフは外部との窓口としての役割を求められることもある．

c.　3つの予防

　上記のように，産業領域において企業が行ううつ病への対策は，予防的活動が中心となる．メンタルヘルスの予防的活動は一次予防，二次予防，三次予防に分類される．ここではこの3種の予防活動について説明する．

　一次予防とは，疾患や障害が発生しないように対策することである．うつ病の発症に対する一次予防としては，発症に影響する各種のストレッサーに対する環境調整や，個々の労働者のセルフケアに関する心理教育がこれに当たる．

　二次予防とは，疾患が発生した際に早期発見，早期対応により重篤化させな

いための予防である．環境調整を万全に行っていたとしても，内因性うつ病のように，確たるイベントがなくてもうつ病が引き起こされることがある．そのため，環境調整だけではなく，労働者にうつ病が疑われた際にいち早く対応する体制を整えることが必要となる．

　三次予防とは，重篤化した疾患から社会復帰するための予防である．うつ病は再発率の高い疾患であることが知られており[17]，特に職場復帰の際には，心身に負荷がかかることから，症状の再燃，悪化の可能性もある．そこで，復職の可否を確認するため，段階的に負荷を増やしていく試し出勤（リハビリ出勤）制度なども厚生労働省によって推奨されている[18]．復職に際しては，就業上の配慮，人事労務管理上の対応，産業医による医学上の見地からの意見を総合し，日程やフォローアップの方法に関する復職支援プランを作成し，円滑な復職を支援していくこととなる．

8.4　産業領域におけるうつ病支援の公認心理師の役割

　前節で述べたように，多くの企業では4つのメンタルヘルスケアに基づき，メンタルヘルス対策を推進している．ここではうつ病への支援を例に挙げながら公認心理師の役割について考えていきたい．

a.　メンタルヘルス研修

　産業領域における公認心理師の役割として，メンタルヘルス研修の企画立案，実施が挙げられる．これは一次予防を目的とするか，それとも二次予防を目的とするかで内容が変わってくる．

　まず，一次予防を目的とした研修では，全職員が対象となり，セルフケアを充実させることを目的とする．内容としては，ストレッサーやストレス反応といったストレスに関する基本知識，ストレス対処の例などを含めるのがよいだろう．その際には，前掲の図8.1のストレスモデルなども労働者のストレスへの理解を深めるために有用だろう．また，研修を実施する際は，対象となる部署や職位（一般社員，管理職名など），参加の人数などによって内容を修正して実施することが望ましい．

次に，二次予防を目的とした研修では，ラインによるケアを担う管理監督者を対象とし，上記のストレスに関する内容に加え，うつ病に関する研修を行うことになる．特にうつ病を疑われる事例が発生した際の，対応の仕方に関する事例検討などを盛り込んだ研修を行うことが望ましい．

研修の目的は，労働者や管理監督者にストレスやうつ病に関する情報提供や教育を行うことである．そのため，メンタルヘルス研修以外にも社内掲示物の作成や社内報等での記事の掲載など，多くの手段で情報を伝達すると有効である．

b. 個別面談（カウンセリング）

個別面談には，高ストレス者の選定，ストレスへの気づきや対処能力の向上などの機能がある．また，産業領域における面談は，疾患や障害に焦点を当てる心理療法的な関わりだけではなく，健康な人を対象として，個人の強みやパフォーマンスに焦点を当てた支援を目的とする場合がある[19]．

産業領域における面談の注意点として，多職種連携と秘密保持のバランスが挙げられる．関連部署との情報共有をするとともに，対象者の秘密保持についても理解してもらう必要がある．また，企業内に公認心理師が 1 人しかいない場合も珍しくない．そのような場合には，1 つの部署で上司と部下の両方が心理的支援の対象となる場合もあるため，それぞれの関係性に配慮した支援が必要となる．

また，公認心理師がカウンセリングを行う場合，医療機関に通院している者に関しては，主治医の意向を確認した上で心理的支援を行うことが求められる．そのため，カウンセリングの導入には主治医の有無を必ず確認し，その指示を仰ぐことが法的な職責となっている．

c. コンサルテーション

産業領域の公認心理師にとって，ラインによるケアを充実させるために管理監督者への情報共有や保健スタッフ，外部機関との連携も重要な役割である．管理監督者に対する職場環境改善のための助言の際には，表8.3 に示した吉川によるメンタルヘルスアクションチェックリスト[20]が参考になるだろう．

表8.3　メンタルヘルスアクションプラン[20]

領域	項目
作業計画の参加と情報の共有	1.作業の日程作成に参加する手順を定める 2.少数人数単位の裁量範囲を増やす 3.個人あたりの過大な作業量があれば見直す 4.各自の分担作業を達成感あるものにする 5.必要な情報が全員に正しく伝わるようにする
勤務時間と作業編成	6.労働時間の目標値を定め残業の恒常化をなくす 7.繁盛期やピーク時の作業方法を改善する 8.休日・休暇が十分取れるようにする 9.勤務体制，交代制を改善する 10.個人の生活条件に合わせて勤務調整ができるようにする
円滑な作業手順	11.物品と資材の取り扱い方法を改善する 12.個人ごとの作業場所を仕事しやすくする 13.作業の指示や表示内容をわかりやすくする 14.反復・過密・単調作業を改善する 15.作業ミス防止策を多面に講じる
作業場環境	16.温熱環境や音環境，視環境を快適化する 17.有害環境源を隔離する 18.職場の受動喫煙を防止する 19.衛生設備と休養設備を改善する 20.緊急時対応の手順を改善する
職場内の相互支援	21.上司に相談しやすい環境を整備する 22.同僚に相談でき，コミュニケーションがとりやすい環境を整備する 23.チームワークづくりをすすめる 24.仕事に対する適切な評価を受け取ることができる 25.職場間の相互支援を推進する
安心できる職場のしくみ	26.個人の健康や職場内の健康問題について相談できる窓口を設置する 27.セルフケアについて学ぶ機会を設ける 28.組織や仕事の急激な変化にあらかじめ対処する 29.昇進・昇格，資格取得の機会を明確にし，チャンスを公平に確保する 30.緊急の心のケア

d.　復職支援

　前述の通りうつ病は再発率が高く，復職では負荷がかかりやすいため，注意が必要である．そのため，うつ病で休職した労働者が，円滑な職場復帰をするための支援が復職支援である．復職支援として，リワークプログラムや試し出勤（リハビリ出勤）などを利用し，職場復帰に向けた準備を行う．

　リワークプログラムとは，主に職場外資源である医療機関が行う医療リワークや地域障害者職業センターが行う職リハリワークなど，職場復帰に向けたリハビリテーションを目的としたプログラムを指す[21]．医療リワークは治療を目的としたリハビリテーションで認知行動療法などの集団プログラムなどから構成される．他方，職リハリワークは職場への適応や雇用主の支援を目的としたリハビリテーションである．これらに加え，企業が行う試し出勤（リハビリ出勤）制度もリワークプログラムに含まれる場合もあるが，試し出勤（リハビリ出勤）の目的は段階的に負荷を与えることで復職可能かどうかの判断を行う，という点で異なっている．また，薬物療法を受けている対象者に対する支援を行う際には，服薬の順守状況，副作用の有無やその程度に関する配慮も必要となる．

8.5　事例によるうつ病支援の理解

　ここまで産業領域におけるうつ病の支援について説明してきたが，本節では架空事例をもとに，産業領域におけるうつ病の支援の事例を説明していく．

a.　事例の提示

　40代男性社員のAは，同じ年齢の妻と生後半年になる長男の3人で暮らしている．性格は責任感が強く，完璧主義である．大学卒業後，電機メーカーに就職し，それ以来20年近く設計部門を担当していた．

　来談の3ヶ月前に課長に昇進したが，管理職者はさまざまな部署を経験させるという会社の方針により，品質管理部門の課長となった．これまで経験したことのない不慣れな業務であったが，責任感が強く，完璧主義であるAは部下に対して仕事を任せることができず，かなりの量の仕事を自分で抱え込んでしまっていた．また，業務をうまくこなせずにいる自分を責め，上司にも相談できないでいた．

　加えて，半年前に生まれた長男の夜泣きがひどく，慢性的に寝不足に陥っていた．Aの妻も出産後から体調が優れず疲弊しきっており，食事の支度もできないため，Aが帰宅後食事の準備をすることもあった．

　昇進から3ヶ月経過した現在では，Aの表情は険しく眉間の皺が跡に残ってしまっていた．また，業務に対して集中できずにいる様子で以前に比べミスをすることが増えてきていた．様子を心配したAの上司である部長は社内の相談室でカウンセリングを受けるよう勧めた．

b.　事例へのアセスメント

　上記のAの事例を職業性ストレスモデルに基づき考えてみたい．まず，職業性ストレッサーとしては，昇進，異動と心理的な負荷の強いストレッサーの存在が窺える．また，職業外要因としては，長男の誕生や妻の不調といった要因も存在している．加えて，個人内要因としては，パーソナリティとしてもメランコリー親和型の特徴を示している．また，緩衝要因であるソーシャルサポートについては，異動により20年以上勤務していた部署を離れたことで，これまで形成してきた対人関係を変えてしまった可能性がある．加えて，妻の不調により家族からのサポートを期待できず，むしろAは自分が妻を支えなくてはと抱え込んでいた．これらのことからAは強い急性反応を呈していることが窺える．

　そこで，次に必要になるのは実際の症状の程度とうつ病の可能性に関する判断である．上記の情報に加え，面接の中で抑うつ気分，意欲の減退，食欲の問題などうつ病の症状の有無やその持続期間について情報収集を行い，うつ病の可能性が考えられるようであれば，産業医との面談，あるいは外部の精神科を受診するよう促す必要があるだろう．

c.　事例に対する心理的支援について

　上記のアセスメントに基づき，Aの支援を行うことになる．事例では，Aがうつ病であるかの診断・治療は精神科の主治医が行うこととなる．ここでは，まず職場内の公認心理師として行う支援を考えていきたい．職業性ストレッサーの影響については，Aのストレスへのセルフケアを充実させる認知行動療法的な心理教育や部下への仕事の割り振りの仕方，新たな部署で活用できるソーシャルサポートの探索についての検討を行う必要が考えられる．同時に妻も高齢出産であり，専門的な支援の必要性も考えられるため，妻の医療機

関の受診あるいは育児に関する支援を受けられるか検討したり，Aの部署の管理監督者への情報提供やコンサルテーションを行ったりすることも必要だろう．

次に，もしAが主治医よりうつ病の診断を受け休職した場合には，医療機関でリワークプログラムを受けるのが望ましい．そこでは公認心理師による心理教育や認知行動療法に基づくストレス対処技能の向上を目標とした介入が行われる．

Aの復職に当たっては，本人の意思，主治医の診断書や意見書をもとに，A本人，管理監督者，産業医，健康管理スタッフが具体的な復職時期やフォローアップを話し合うことになる．これらの情報をもとに事業者が最終的な復職の可否を判断することとなる．

8.6 おわりに

本章では産業領域におけるうつ病の理解および公認心理師の行う支援について説明した．最後に産業領域で公認心理師が活動する上で留意するべき点を2点挙げておきたい．

1つ目は，多職種間の連携についてである．産業領域では労働者の心の健康の問題に対し，産業医，看護師，保健師など，公認心理師以外にも多くの専門職が支援を行っている．それらの専門職と有効な連携を行うためにも，他の専門職の職域を理解するとともに公認心理師の独自性を意識する必要があるだろう．公認心理師の独自性の1つとして，認知，行動といったパーソナリティの側面や，発達の水準などの包括的なアセスメントが挙げられるだろう．公認心理師としてのアセスメントに基づき，他の専門職と情報共有を行いながら，事例に対応することが望ましい．

2つ目はうつ病の多様性についてである．本書のコラムでも紹介されている「新型うつ」のように，従来のうつ病とは異なる特徴を呈する抑うつ症候群が報告されており，一口にうつ病といってもその病態はさまざまである．うつ病発生の状況や個人内要因，周囲の環境などは個々の事例によって異なる．そのため，公認心理師はアセスメントや支援に際して，企業における制度と個々の

事例の特殊性とを勘案し支援を行うことが重要となる.　　　　　　〔村中昌紀〕

▶文献

1) 厚生労働省（2019）．平成29年（2017）患者調査の概要［https://www.mhlw.go.jp/tou-kei/saikin/hw/kanja/17/dl/05.pdf（2020年3月2日閲覧）］

2) 川上憲人（2016）．厚生労働科学研究費補助金　精神疾患の有病率等に関する大規模疫学調査研究—世界精神保健日本調査セカンド—　総合研究報告書

3) Hurrell, J. J., & MmcLaney, M. A. (1988). *Scandinavian Journal of Work, Environment and Health*, **14**, 27-28.

4) 厚生労働省（2009）．心理的負荷による精神障害等に係る業務上外の判断指針

5) Brody, D. J. *et al.* (2018). *NCHS Data Brief*, (303), 1-8.

6) Bolger, N., & Zuckerman, A. (1995). *Journal of Personality and Social Psychology*, **69** (5), 809-902.

7) Tellenbach, H. (1976). *Melancholie*. Berlin：Springer.（木村　敏（訳）(1978).　メランコリー　みすず書房）

8) 浦　光博（1992）．支え合う人と人　ソーシャルサポートの社会心理学　サイエンス社

9) Cohen, J. *et al.* (2000). J. Cohen *et al.* (Eds.), *Social support measurement and intervention : A guide for health and social scientists*. Oxford university press, pp.3-34.（小杉正太郎ほか（監訳）(2005).　ソーシャル・サポートの測定と介入　川島書店）

10) Weissman, M. *et al.* (2000). *Comprehensive guide to interpersonal psychotherapy*. Basic Books.（水島広子（訳）(2009).　対人関係療法総合ガイド　岩崎学術出版）

11) 井奈波良一ほか（2014）．日本職業・災害医学会誌，**62**（1），1-7.

12) Coyne, C. J. (1976). *Journal of Abnormal Psychology*, **85**, 186-193.

13) 吉野　聡・松崎一葉（2011）．働く人のメンタルサポート—よくわかる新型うつ—　現代健康出版

14) 厚生労働省（2015）．心理的な負担の程度を把握するための検査及び面接指導の実施並びに面接指導の結果に基づき事業者が講ずるべき措置に関する指針

15) 加藤正明（2000）．労働の場におけるストレス及びその健康影響に関する研究報告書　労働省平成11年度「作業関連疾患の予防に関する研究」．pp.117-164.

16) 厚生労働省（2006）．労働者の心の健康の保持増進のための指針

17) 大野　裕（2000）．「うつ」を治す　PHP研究所

18) 厚生労働省（2010）．改訂　心の健康問題により休業した労働者の職場復帰の手引き　中央労働災害防止協会

19) 川上憲人（2015）．川上憲人・小林由佳（共編）　ポジティブメンタルヘルス—いきいき職場づくりへのアプローチ—　培風館　pp.1-18.

20) 吉川　徹ほか（2007）．産業衛生学雑誌，**49**，127-142.

21) 五十嵐良雄（2018）．秋山　剛・大野　裕（編）．これならできる中小企業のメンタルヘルス・ガイドブック　金剛出版　pp.199-222.

福祉領域におけるうつ病

9.1 は じ め に

　福祉領域とは，種々の生活上の課題を持つ人々に対して，社会福祉制度に基づく公的支援や家族等による私的支援というソーシャルサポートが提供され，かつ要支援者は提供されたサポートを受けるというやり取りが行われている領域と考えられる．こうした領域で出会う要支援者の中には，うつ病をはじめとする精神疾患を有する人もいるし，精神科治療は受けていないが精神的健康が不良な状態の人もいるだろう．他方，精神的健康状態が維持されている人もいるだろう．

　福祉領域は要支援者の生活を支えることが第一義の支援である．そのため，本章では，うつ病の治療という医療的視点ではなく，生活上の課題によって生じる抑うつ感や近縁のネガティブ感情の増大と不適切なコーピングの悪循環化を心理的課題とし，うつ病発症の防止という視点から心理的支援を考える．

9.2 福祉領域における心理的支援

a. 生活上の課題や心理的課題を把握する枠組み

　まず，生活上の課題と健康状況，身体状況との関連を理解するモデルとして，2001 年に世界保健機関から提出された国際生活機能分類（International Classification of Functioning, Disability and Health：ICF）の健康モデルがある[1]．ICF モデルは，身体，個人，社会という 3 つの視点に立っているため，多職種間で要支援者の諸課題を共有していくことができる．これは，人の生活機能（社会的活動，社会参加）と障害（心身構造，心身機能）について，健康状態（病気，変調，障害，怪我など）と背景要因（環境要因，個人要因）との

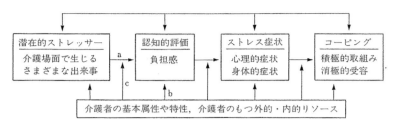

図 9.1　在宅痴呆性老人の介護者のストレスモデル[2)]

ダイナミックな相互作用から捉える視点に立つ．そこで，生活機能や障害は固定したものとしてではなく「状態」として見る．これは，リハビリテーションなど身体的な介入の他に，心理面や環境面の変容や介入によって，対象者の健康状態が変容する可能性を示すことができる．

　次に，「生活上の課題に伴う日常の出来事」をデイリーハッスル型のストレッサーと位置づけ，精神的健康を表す抑うつ感をストレス反応に位置づけるならば，ラザルス（R. S. Lazarus）らのストレスモデルを用いることができる．これは，現実の出来事であるストレッサーと，ストレッサーに対する評価，コーピング，ナラティブという個人の心理過程との相互作用の結果としてのストレス症状，という捉え方である．さらに，背景要因としてソーシャルサポートなどの外的リソースと，性格特性や信念などの心理面も含む内的リソースが置かれている．新名は，このストレス理論を踏まえて在宅介護をしている家族介護者のケアストレスについて，介護負担感を潜在的ストレッサーの認知的評価に，ソーシャルサポートは外的リソースに，抑うつ感や精神的健康はストレス症状として位置づけた[2)]（図 9.1）．このうち，ソーシャルサポートは介護負担感に対する緩衝効果を持つことや，介護負担感が精神的健康または心理的虐待との間で有意に関連したことが報告されている[3,4,5,6)]．また，「介護におけるペース配分」などの対処方略がストレス症状の緩衝効果を示したことも報告されている[7)]．

　介護以外の生活上の課題もデイリーハッスル型ストレッサーとして位置づけるならば，このモデルは他の生活上の課題を持つ事例にも適用できよう．

　また，ソーシャルサポートの授受関係，家族や職員との関係を把握するため

には，家族療法などで使われるエコマップ，ファミリーマップ，ジェノグラムなどを活用できる．このうち，支援者支援ならびに要支援者の行動変容への支援において重要となるアセスメントは，要支援者と支援者との間で，互いに相手の対処行動が受け手のストレッサーとなる悪循環の関係が生じているかどうかである．それに関しては，応用行動分析学やアクセプタンス＆コミットメント・セラピーなどのモデルを活用することもできるだろう．

b. 心理的支援のあり方

支援の第一歩は，要支援者との関係構築である．要支援者の中には，援助要請をしない，支援を拒否する，支援者への警戒心が強い，あるいは過度の支援や関係性を求める人もいる．そのため，心理的支援に向けた関係構築に時間を要することがある．適切な関係性や関わりがとれているかどうかを振り返ることも重要である．さらに，福祉施設では心理的支援を提供する構造が弱いことが多い．心理的支援は面接室の中でのみ行われるとは限らないし，心理的支援に専従するとは限らない．そこで，車いすを押しているときなど生活場面での関わり合いを通して関係を築くなど，柔軟な対応が求められる．

次のステップは心理的介入に向けた支援である．これは公認心理師が単独で行うこともあるが，他の専門領域のスタッフと一緒に進めることも多い．認知行動論からの手法としては，まずは家族会などといった心理教育プログラムがある．他に，音楽療法やコラージュ療法など各種の表現療法，主に高齢者を対象とした回想法やライフレビューの手法もある．これらの実施の際は，レクリエーションという形をとったり，あるいは枕元での実践になることもある．

さらに，ソーシャルサポート授受に伴う家族や職員と要支援者との関係性，あるいは要支援者に対するコミュニティの態度変容に向けた介入を考える場合，家族療法などのシステムズアプローチの技法や，コミュニティ心理学からの手法を使うこともある．蒲生は，特別養護老人ホームの入居者に対する支援には，(1) 入居者が抱えているが語らない問題の察知と職員に向けた代弁機能，(2) 入居者に対する「建設的な不満表出能力」の育成，(3) 入居者を他者とつなぎ仲間を作るなどの環境調整という3点があると指摘している[8,9]．他方，神原らはソーシャルサポートが抑うつを低減する認知的統制に影響するこ

とを報告している[10]．このことから，ソーシャルサポートにはサポートの受け手の心理面に影響を及ぼす機能があると推測される．両者の対象者は異なるものの，併せて考えると，サポート提供者との関係や提供されるサポート内容が要支援者にとって有益になることを目標において，人の行動と社会的環境の条件の双方へ介入することは，抑うつの低減にとって有意義であると推測される．

　この他，要支援者の生活の質（quality of life：QOL）の回復や維持を支援目標とする観点に立つと，健康生成論やポジティブ心理学からの知見が支援実践に役立つ可能性が考えられる．こうした観点からの研究の1つとして，安東らは，神経難病であるパーキンソン病患者において，首尾一貫感覚（sense of coherence：SOC）が主観的 QOL と抑うつ感に影響を及ぼすことを報告している[11]．SOC とは「深刻なストレスを経験したにもかかわらず，健康を維持できている人に見られる特徴」であり，「把握可能感」「処理可能感」「有意味感」の3下位尺度から構成される概念である．

9.3　社会的孤立と抑うつ

a.　事例―生活保護を受給し単身生活を送る A さん―

（1）心理的支援までの経過

　B 県出身の50歳．両親の喧嘩や暴力の絶えない家庭で育つ．親が転職を繰り返し，給食費が払えないなど貧しかったという．思い返すと，自分も親から暴力を振るわれており，だから「自分を守るために暴力を振るってもいいんだ」と思うようになったのではないか，と語っている．小学校高学年で補導体験，やがて親の離婚と失踪を契機に児童養護施設へ入所．中学卒業後は住み込みの職人見習いの道に進み C 県に移る．しかし，「『施設』出身の自分にはきちんと仕事を教えてくれず，だから仕事を覚えられないのに，できない自分を暴力，暴言で叱責する，周囲もバカにする」といった人間関係に我慢ができなくなり，転職する．以降，ほぼ人間関係のトラブルから転居と転職を繰り返し，やがて年齢の離れた異母兄姉との関係も疎遠となった．そして徐々に健康を害し，40歳のときに手術を受けた病院の所在地である D 県 E 市で生活保護

を申請した．その後，治療と生活保護受給により体調と生活は安定したものの，不眠に加え独りでいると過去を思い出して，怒りやむなしさなどを感じて辛くなるなどの状態が生じた．そのため，A さんは気を紛らわせるために福祉事務所に毎日訪れて職員に話しかけるようになった．そこで，福祉事務所からメンタルクリニックに依頼があり，クリニック内のカウンセリングを受けることとなった．

(2) カウンセリングに対する A さんの要望

「毎日退屈だから，誰かと話したい」とのことだった．

(3) 心理的支援の経過

要望を踏まえて，「おしゃべり相手」というスタンスで，時事問題や天気の話など A さんの話したいことについて対話をしながら関係構築を図った．A さんには，カウンセラーが自分の意見を述べると遮るように自分の意見を言い出す，自分の意見の正当性を言い募って説き伏せようとするなどの様子が見受けられた．内容的には他者や社会を批判するものが多かった（例：「国がおかしいに決まっている」）．そこで，カウンセラーは A さんの発言を否定せずに受けとめることを心がけた．

複数回の面接を経て，A さんから話題は出されなくなった．「話題が尽きた」とのことだったので，「A さんは今までどんな人生を歩んでこられたのですか？ 改めてぜひ知りたいですね」と提案し，A さんのライフレビューを行う面接に進んだ．最初の頃は，他責感一辺倒な内容であった．しかし，一通り聞き終える頃には，自然に自責感（例：「ま，俺も悪かったんだけどね」）や，無責感（例：「運が悪かったってことかね」）の内容も出てくるようになった．

(4) 今後について

現在の A さんのソーシャルネットワークは，福祉事務所とメンタルクリニックのみである．A さんは退屈すると，ショッピングセンターなどのにぎやかな場所に座って往来する人々の様子を何時間でも見ているという．「見ているだけでいいんだ，わずらわしいから」とのことだが，半面，他者との交流に対する希求は多少あるように推察される．今後は，再び人間関係によって傷つくリスクとケアを念頭に置いた上で現実のソーシャルネットワーク作りを目標に置き，外部機関と連携を取りつつ，A さんに提案をしていく方針である．

b.　社会的孤立の実態

　社会的孤立は，他者や集団との交流や関係性が極端に乏しく私的サポートも欠乏している状態であり，すべての年代で生じうる．また，社会的孤立は，生活保護，生活困窮，ひきこもり，閉じこもり，セルフネグレクトなどのさまざまな要支援課題に伴う状態でもある．

　社会的孤立と経済的困窮との関連については，ホームレス経験を持つ男性生活保護受給者に対する調査がある[12]．それによると，「家族・親族」「友人・知人」「近隣の住人」「行政やNPO等の支援者」のいずれかによる道具的サポートまたは情緒的サポートが全くない者が約半数であり，特に家族・親族との関係を喪失していること，ソーシャルサポートを有する者は有さない者と比較して，新規に就労する割合および地域で社会活動に参加する割合が高く，精神的健康状態がよいことが示されたと報告している．

　事例に挙げた生活保護受給者に近い状態が生活困窮者である．生活困窮者自立支援法によると，生活困窮者とは「就労の状況，心身の状況，地域社会との関係性その他の事情により，現に経済的に困窮し，最低限度の生活を維持することができなくなるおそれのある者」をいう[13]．そして生活困窮に陥るリスク要因とされ，支援対策が始まっている状態がひきこもりである．厚労省の定義によると，ひきこもりとは「さまざまな要因によって社会的な参加の場面が狭まり，就労や就学などの自宅以外での生活の場が長期にわたって失われている状態」を指す[14]．広義のひきこもりは，15～39歳の若年者の他に40～64歳において61万人余りいると推計され[15]，8050問題などで注目される要支援課題である．「8050問題」とは，80歳代の親と50歳代の子どもの組合わせによる生活問題である．具体的には，子どもが困窮するにつれて親の年金に生活を依存する状況に陥ることや，親の要介護状態に端を発した子どもの離職から社会的孤立や経済的困窮に陥る状態などがある[16]．

　さらに，社会的孤立に加えて，サービスの拒否や財産管理の問題を背景に生じるのは，「ゴミ屋敷問題」を含むセルフネグレクトである．岸によれば，セルフネグレクトとは「健康，生命および社会生活の維持に必要な，個人衛生，住環境の衛生もしくは整備または健康行動を放任・放棄していること」であり，孤立死とも密接に関連するという[17]．

表 9.1 日本語版 Lubben Social Network Scale 短縮版（LSNS-6）の項目[18]

家族
1. 少なくとも月に1回，会ったり話をしたりする家族や親戚は何人いますか？ 0＝いない　1＝1人　2＝2人　3＝3,4人　4＝5~8人　5＝9人以上
2. あなたが，個人的なことでも話すことができるくらい気楽に感じられる家族や親戚は何人いますか？ 0＝いない　1＝1人　2＝2人　3＝3,4人　4＝5~8人　5＝9人以上
3. あなたが，助けを求めることができるくらい親しく感じられる家族や親戚は何人いますか？ 0＝いない　1＝1人　2＝2人　3＝3,4人　4＝5~8人　5＝9人以上
友人関係
4. 少なくとも月に1回，会ったり話をしたりする友人は何人いますか？ 0＝いない　1＝1人　2＝2人　3＝3,4人　4＝5~8人　5＝9人以上
5. あなたが，個人的なことでも話すことができるくらい気楽に感じられる友人は何人いますか？ 0＝いない　1＝1人　2＝2人　3＝3,4人　4＝5~8人　5＝9人以上
6. あなたが，助けを求めることができるくらい親しく感じられる友人は何人いますか？ 0＝いない　1＝1人　2＝2人　3＝3,4人　4＝5~8人　5＝9人以上

　社会的孤立のスクリーニング尺度の一例として日本語版 Lubben Social Network Scale 短縮版（LSNS-6）を表 9.1 に挙げる[18]．日本語版 LSNS-6 の得点は日本語版 SDS と有意な負の相関を示し，ソーシャルサポート質問項目の 5 項目中 4 項目において，サポート有群で日本語版 LSNS-6 の平均得点は有意に高いという結果が得られている．また，「主観的健康感の不良」群や「自殺の危険性あり」群においても日本語版 LSNS-6 の得点が有意に低い傾向が示されたと報告されている．

c. 社会的孤立に陥る人の背景要因

　三谷は，「子ども期の不利」が「成人期の不利」に引き継がれた結果として成人期で孤立しやすくなるのではないか，と仮説を立てた[19]．そこで，全国に居住する 20~70 歳の男女から抽出された 4500 名に郵送質問紙調査を行い，2023 票の有効回答を得た．欠損がない 1631 ケースを分析したところ，（1）子ども期の貧困，不登校（中学）の経験は「低学歴」や「無配偶」に有意な正の

影響を与え，これらが孤立に有意な影響を与える，（2）子ども期の身体的虐待，不登校（小中学校），いじめ（中学高校）の経験は，「過去1ヶ月間の抑うつ傾向」に有意な正の影響を与え，「抑うつ」が孤立に有意な影響を与える，（3）子ども期の貧困，ネグレクトは直接的に孤立に有意な影響を与える，という結果が得られた．このことから，三谷は子ども期からの不利の累積によって現在の孤立が形成されていること，「子ども期の不利（貧困，ネグレクト）」それ自体が現在の孤立に無視できない影響を与えていると捉え，不利な状況に置かれた子どもたちへの早期のケアが，将来の孤立に対する有効な予防策であると述べている．

この「子ども期の不利」の要素のうち，被虐待体験については脳科学の観点からうつ病を含む精神疾患の高頻度の発症を招き，かつ脳の器質的・機能的な変化が伴うと指摘されている[20]．また，高岸は，幼少期の被虐待体験と青年の抑うつ症状との間の緩衝要因として，「自分の経験や行動の意味や原因を知る目的のために思考，感情，行動の間の関係性を理解する能力」かつ「自己の内面で生じることがらに注目し，それらに意味づけしたりそこから洞察を得たりする傾向」である psychological mindedness の効果を報告している[21]．そして，幼少期の被虐待体験は，将来の抑うつ症状の発現につながりうることを意味する一方で，自分の内面で生じていることに関心を向け，生じてくる感情や思考の意味を理解していく傾向や能力をつけることが，抑うつ症状発現の緩和につながる可能性が示唆されると述べている．こうした知見から，抑うつ感との関連がある成人期の社会的孤立の防止には，児童福祉や児童精神科領域における心理的支援など人生早期からの心理的支援や，人生または生涯という長期的視点に立った対象者理解が必要と推測される．

d.　A さんの事例解説

A さんの事例は，三谷の指摘する「子ども期からの不利」[19]の累積によって生じた社会的孤立と経済困窮に該当するといえるだろう．実は，話の中に「家族全員，近所から白い目で見られていた」や「福祉施設職員からの暴言は普通だった」などが見られた．このように，「子ども期からの不利」を積む人々は社会や他者からの偏見や被差別的な扱いを受ける可能性が高いことも念頭に置

く必要がある．Aさんの場合，望ましくない家族関係にこうした社会での体験が加わって，対人不信のスキーマや，回避と攻撃という対人コーピングの形成が促進され，さらにそれらが悪循環化していった可能性が推測される．

　他方，Aさんは自分の人生を語っているうちに，自然と思い出されてきた内容があった．それは「……でも，小学校の〇〇先生だけは自分を心配してくれたな」や「そういえば，隣の家のおばさんにはよくご飯を食べさせてもらった」など他者から愛情や好意をかけてもらった体験の思い出であった．こうしたポジティブな記憶内容の想起が，他責感一辺倒な解釈から自責感や無責感も入り混じる多面的な解釈への変化につながった可能性が推測される．

　また，本事例は，体調が回復し経済面の保障が確保された後に始まった支援であった．マズローの欲求階層モデルが示すように，心理社会的欲求は低次の生存や安全に関する欲求が充足されてから生じるものかもしれない．このように，福祉領域では，医療や福祉的支援が入った後に心理的支援が始まるケースがある．

9.4　障害，要介護，ケアストレスと抑うつ

a.　事例―幼少期に生じた身体障害を持って生きるFさん―

(1)　心理的支援までの経緯

　Fさんは幼児期の事故が原因で運動機能の障害が生じた．幼少期から母親に「障害者にさせてすまなかった」「でも健常者に負けずできるだけ自力でやるように」と言われて育ってきた．そこで「健常者と同じように学校に行って社会に出たい」と思っていたが，就学や就労に関しては当時の社会制度や風潮もあり，希望を実現できないまま成人した．入退院を繰り返しながら在宅で生活していたが，やがて世話をしてくれた両親が死亡した．兄弟は障害を持つFさんのために遺産放棄をしてくれた．一度は施設に入所したが，やはり「社会に出たい」と思い，同じく身体障害を持つ人との結婚を契機に住宅を購入し，バリアフリーに改装して訪問介護を受けながらの生活をスタートさせた．

　その後，「自分なりに社会貢献したい」とボランティア活動に参加する，カウンセリングの勉強のために大学のエクステンション講座や民間の資格取得の

ための研修を受講する．それらの場で知り合った人たちと遊びに行くなど活動的な日々を過ごしてきた．その一方で，「自分または介助者の不注意による転倒で骨折し入院した」「電車やバスの乗降での介助等を事前に申し込んでいたのに，スムーズに乗車ができなくて遅刻してしまった」「到着したらエレベーターのない研修会場であることを知り，主催者も自分が車いす利用者とは知らず，結果として『迷惑そう』な顔をされながら車いすごと数人がかりで上げてもらう羽目になった」などの出来事を体験すると，抑うつ症状が高まるというパターンを繰り返した．転院を含め通算するとメンタルクリニックの通院歴は長い．カウンセリングはFさんの希望により開始された．

(2) カウンセリングへの要望

　要望は「自分をわかってくれる人が欲しい」と「可能ならカウンセラーになりたいので，カウンセラーと友達になりたい」であった．抑うつ症状を繰り返すFさんに対し，同じく障害を持つ身の配偶者から「できる範囲内で生きればいいじゃない，もっとのんびりすれば」と言われていた．それについては，「結婚後に自分とは生き方の違う人だと気づいたので，わかってくれなくても仕方がない」と語った．他方，障害のない兄弟や友人たちに対しては「健常者に話しても理解してもらえない」「そもそも話題にできない」とのことであった．

(3) 心理的支援の経過

　立場上，「友達」にはなれないが「話し相手」にはなれると伝え，その了承のもとで面接を進めた．話題は，調子の良いときはFさんの最近の活動報告（例：「先週，友人と美術館に行った」）や身の回りの出来事などであった．抑うつ症状の出ているときは，口数が少ないながらも「抑うつのきっかけとなった出来事」と他責感（例：「私の言う通りにしてくれない」）と自責感（例：「周りが言うように，私がわがままなのかしら」）の混じった解釈が語られた．さらに，対話を通して「やっぱり健常者が羨ましい」「なぜ私はこんな身体になっちゃったのか」「私をわかってくれる人はいない」などと葛藤が表出されることもあった．

　数年が経過し，在宅生活に自信が持てなくなったことから，クリニックからは遠距離となる場所に所在する施設へ夫婦一緒に入居した．しばらくは，施設

で提供されるサービスや職員の対応に関する不満，Fさんが見聞きした他の入居者に関することが主な話題となった．あるとき，他の入居者の話に絡めて「障害があってもなくても，年をとれば老化現象が出てくるのは平等ですね」と述べたところ，深くうなずき「確かに，転んだり体調を崩したりするのは同じですね」というやり取りがあった．やがて，施設の生活に慣れ，職員との関係も構築されて不満話がほぼ出なくなった頃，Fさんの方から通院の不便さを理由にカウンセリング終了の申し出があり終結となった．

b.　心身の機能障害を持つということ

　機能障害には運動機能障害，視覚や聴覚などの感覚機能障害，内臓疾患による内部障害，知的障害，精神障害，発達障害と多様な障害部位がある上に重複障害や障害の重症度による違いもある．また，障害の発生時期もそれぞれである．こうした多様な状態像があるが，社会的な共通点は機能障害のない者（健常者）を多数派とすると，機能障害のある者は少数派であるといえる．

　発達障害児者の母親を対象とするインタビュー調査[22]では，自分の人生に対する子どもの障害の捉え方には「自己成長・肯定型」「両価値型」「消極的肯定型」「自己親和型」「見切り型」「希薄型」という類型が見出されたと報告されている．そして，子どもの障害を肯定的に位置づけるかどうかは，障害それ自体や障害を含めた子どもに対して社会的意義や価値を見出すことや，障害を認識する上での困難さや葛藤の強さが関連することが示唆されたと述べている．また，10名の脊髄損傷者のライフストーリーの調査[23,24]からは，「身体の管理」「打ち込める活動」「障害を活用して社会へ働きかける」というカテゴリーの文脈から両価的な意味づけを持つ傾向や，中途障害者による障害の意味づけを長期的なプロセスから捉える有用性などが指摘されている．このように，障害に対する意味づけには，いくつかの類型の存在や両価性が見出され，人それぞれの受けとめ方があると推測される．

　中田は，「障害の肯定と否定の2つの感情が共存し，その感情が悲哀感の沈静と再燃に重なっている」とした上で，障害受容の過程は「受容というゴールに直線的に向かうのではなく，障害に対する肯定と否定の感情が繰り返されながら螺旋状に緩やかに進行する過程」と述べている[25]．そして，「障害受容は

本来個人的体験であって，障害を受容するか否かは個人の主体性にゆだねるべき問題」との見解を示している．これは，障害とは「喪失への悲哀」という主題に不安，怒り，抑うつ，喜び，満足などが混ざり合う認知感情をもたらすもので，障害受容の経過や状態を型に当てはめるべきではないと言い換えられる．

そこで，こうした両価的な認知感情を顕在的または潜在的に持つ可能性を踏まえて，その心理状態を受けとめ理解していく姿勢が求められる．

c. 老化や要介護状態の特徴

高齢期になると，老化現象を背景に何らかの疾患を有することが増え，その結果として，日常生活動作（activity of daily living：ADL）の低下が生じて介護サービスを利用する人が増えてくる．また，今までの社会生活上の変化から人間関係や役割の喪失を体験することも増える．

それに関して，地域在住の高齢者を対象とした研究からは，ADL の低下や疾患の既往数の多い者は抑うつ症状も多いという個人間関連と同一個人内で生活機能障害と共変動するという報告がある[26]．また，社会的孤立に該当する高齢者は孤立していない高齢者に比べて抑うつ感や将来への不安が高く，私的

表 9.2 GDS-15 簡易版の項目[29]

1. 自分の生活に満足していますか（反転）
2. これまでにやってきたことや，興味があったことの多くを，最近やめてしまいましたか
3. 自分の人生はむなしいものと感じますか
4. 退屈と感じることがよくありますか
5. 普段は気分の良い方ですか（反転）
6. 自分になにか悪いことが起こるかもしれない，という不安がありますか
7. あなたはいつも幸せと感じていますか（反転）
8. 自分が無力と感じることがよくありますか
9. 外に出て新しい物事をするより，家の中にいる方が好きですか
10. 他の人に比べ，記憶力が落ちたと思いますか
11. 今，生きていることは素晴らしいことと思いますか（反転）
12. 自分の現在の状態は，まったく価値のないものと感じますか
13. 自分は，活力が満ちあふれていると思いますか（反転）
14. 今の自分の状況は，希望のないものと感じますか
15. 他の人はあなたより，恵まれた生活をしていると思いますか

サポートの入手困難などの傾向があるという報告もある[27]．このように，高齢期では，身体的または社会的に見て「喪失」という解釈が成り立つ可能性のある体験に伴って抑うつ感が増大する傾向があると推測される．

　さらに，実際に障害が生じて要介護または要支援の認定を受けている高齢者111名に高齢者用抑うつ感尺度であるGDS-15簡易版（Geriatric Depression Scale，表9.2）を施行した研究では，抑うつの者は60名（54.0%）であったこと，抑うつ感は精神症状の数や身体症状の数と有意に関連したことを報告している[28]．そこで，要介護高齢者を支援する際には，ADLの低下や身体症状の背後に見え隠れする抑うつ状態について注意を払う必要があると考えられる．

d.　ケアストレスと支援者支援

　日常的に介護，看病，育児などのケアを担っている家族は抑うつ感を含む精神的健康が低下している場合がある．前述の通り，介護負担感は潜在的ストレッサーの認知的評価，精神的健康はストレス症状に位置づけられ，介護負担感は精神的健康や心理的虐待との間で有意に関連することが報告されている[5,6]．このことから，介護者の精神的健康の維持や虐待防止に向けて，介護負担感の増大を抑制する支援者支援は重要といえる．

　こうした介護負担感の関連要因については，抑うつ症状を含む認知症の行動・心理症状（Behavioral and Psychological Symptoms of Dementia：BPSD）の出現は増大させる要因であること，介護肯定感や介護結果への原因帰属認知などの心理的要因は軽減させる要因であることが報告されている[30,31,32]．このことから，認知症介護における支援者支援として次の2点を指摘できる．1つ目は，直接的な支援者支援として認知症や対処法について学ぶことや，自分がケア役割を担う意味などを再構成する支援手法の有効性である．2つ目は，BPSDの出現抑制に向けて，要支援者の生活環境の調整，医療，心理的支援などを行うことが間接的に支援者の精神的健康の維持につながる可能性である．

e.　Fさんの事例解説

　同じ生活空間で同じ活動（例：着替え，パソコン操作）をしていても，機能

障害のない人（健常者）と機能障害のある人では活動体験は大きく異なる．そのために，健常者から同情やサポートは受けても，活動する上での大変さ，悲哀や悔しさなどは「わからない」「わかってくれない」になりがちであろう．

　Fさんは，家族や友人との交流頻度は高いものの，心理的には健常者への羨望と劣等感から補償という防衛機制をとっていたと推察される．かつ，こうした自分の生き方や努力を認めてくれる人がいないという心理社会的課題があったと推測される．本事例のカウンセリングは，こうしたFさんの課題に応える機能があったと考えられる．ただし，初期段階における心理教育の展開や支援者側の連携体制の整備によっては，Fさんの認知行動や社会的環境の変容を目標とした介入支援も選択肢の1つであったと考えられる．

　Fさんの自己スキーマは「障害があっても健常者に負けない私」であり，そのためのコーピングは「健常者と同じように活動できるように努力する」であった（スキーマについては第3章をご覧いただきたい）．これは，障害の存在に肯定的な意味や価値を見出していないことを表すと考えられる．同時に，「健常者である他者や社会は障害者の私を支えてくれて当然だ」という考えにつながりやすく，他者や社会への期待や要求水準が高くなりがちとなった．そのため，それが期待通りにならない現実に直面するたびに抑うつ症状が増したと推察される．他方で，この自己スキーマは，「積極的に社会的活動に参加し，さまざまな人生経験を重ねる」という生き方の選択につながり，Fさんらしさを支えるスキーマでもあったと推測される．

　本事例は，スキーマの信念強度の変容を目指す支援ではなかった．しかし，終盤の「老化現象については平等だ」発言は，常に健常者と障害者の比較の中で生きてきたFさんにとってスキーマを緩める作用があったかもしれない．

〔橳木てる子〕

▶文献

1) 厚生労働省（2002）．「国際生活機能分類—国際障害分類改訂版—」（日本語版）の厚生労働省ホームページ掲載について〔mhlw.go.jp/houdou/2002/08/h0805-1.html（閲覧日 2020 年 3 月 21 日）〕
2) 新名理恵（1991）．老年精神医学雑誌，**2**（6），754-762．

3) 新名理恵 (1991)．老年精神医学雑誌，**2** (5)，655-663.

4) 椙本知子ほか (2006)．健康心理学研究，**19** (2)，54-61.

5) 東野定律ほか (2010)．経営と情報，**22** (2)，97-107.

6) 桐野匡史ほか (2005)．厚生の指標，**52** (3)，1-8.

7) 岡林秀樹ほか (2003)．心理学研究，**74** (1)，57-63.

8) 蒲生紀子 (2003)．心理臨床学研究，**21** (4)，341-352.

9) 蒲生紀子 (2005)．心理臨床学研究，**23** (41)，86-97.

10) 神原広平ほか (2016)．パーソナリティ研究，**25** (2)，174-177.

11) 安東由佳子ほか (2019)．日本健康学会誌，**85** (3)，97-107.

12) 吉住隆弘 (2016)．心理臨床学研究，**34** (4)，423-434.

13) 社会福祉法人全国社会福祉協議会「社会福祉学学習双書」編集委員会編 (2020)．学び
を深める福祉キーワード集　社会福祉学習草書 2020

14) 厚生労働省〔https://www.e-healthnet.mhlw.go.jp〕

15) 内閣府 (2019)．生活状況に関する調査　平成 31 年 3 月 29 日公表〔http://www.8.cao.go.
jp/youth/kenkyu/life/h30/pdf-index_html（2020 年 3 月 26 日閲覧）〕

16) 厚生労働省 (2019)．生活困窮者就労準備支援事業費等補助金　社会福祉推進事業　長
期高年齢化する社会的孤立者（ひきこもり者）への対応と予防のための「ひきこもり地
域支援体制を促進する家族支援」の在り方に関する研究　報告書〜地域包括支援セン
ターにおける「8050」事例への対応に関する調査〜

17) 岸　美恵子 (2019)．老年精神医学雑誌，**30**，505-512.

18) 栗本鮎美ほか (2010)．日本老年医学雑誌，**48**，149-157.

19) 三谷はるよ (2019)．福祉社会学研究，**16**，179-199.

20) 友田明美 (2016)．児童青年精神医学とその近接領域，**57** (5)，719-729.

21) 高岸　幸 (2019)．熊本大学教育学部紀要，**68**，127-133.

22) 山根隆宏 (2012)．発達心理学研究，**23** (2)，145-157.

23) 田垣正晋 (2004)．社会心理学研究，**19** (3)，159-174.

24) 田垣正晋 (2014)．発達心理学研究，**25** (2)，172-182.

25) 中田洋二郎 (2018)．応用心理学研究，**44** (2)，131-138.

26) 中川　威 (2019)．老年社会科学，**40** (4)，351-362.

27) 小林江里香ほか (2011)．日本公衆衛生学雑誌，**58** (6)，446-456.

28) 塚原貴子・山下亜矢子 (2018)．日本精神保健看護学会誌，**27** (1)，32-40.

29) 矢富直美 (1994)．老年社会科学，**16** (1)，29-36.

30) 大西丈二ほか (2003)．老年精神医学雑誌，**14** (4)，465-473.

31) 櫻井成美 (1999)．心理学研究，**70** (3)，203-210.

32) 欅木てる子ほか (2008)．老年社会科学，**29** (4)，493-505.

索　　引

編集者略歴

坂 本 真 士
（さか もと しん じ）

1966 年　神奈川県に生まれる
1995 年　東京大学大学院社会学研究科博士課程修了
現　在　日本大学文理学部教授
　　　　博士（社会心理学）

シリーズ〈公認心理師の向き合う精神障害〉2

心理学からみたうつ病　　　　　　　　定価はカバーに表示

2020 年 12 月 1 日　初版第 1 刷

編集者　坂　本　真　士

発行者　朝　倉　誠　造

発行所　株式会社　朝　倉　書　店

　　　　東京都新宿区新小川町 6-29
　　　　郵便番号　　162-8707
　　　　電　話　03(3260)0141
　　　　FAX　03(3260)0180
　　　　http://www.asakura.co.jp

〈検印省略〉

真興社・渡辺製本

ISBN 978-4-254-52618-9　C 3311　　　Printed in Japan

東大 秋田喜代美監修　東大 遠藤利彦・東大 渡辺はま・
東大 多賀厳太郎編著

乳幼児の発達と保育
―食べる・眠る・遊ぶ・繋がる―

65008-2 C3077　　　　A5判 232頁 本体3400円

東京大学発達保育実践政策学センターの知見や成果を盛り込む。「眠る」「食べる」「遊ぶ」といった3つの基本的な活動を「繋げる」ことで、乳幼児を保育学，発達科学，脳神経科学，政治経済学，医学などの観点から科学的にとらえる。

旭川医大 高橋雅治・
D.W.シュワーブ・B.J.シュワーブ著

心理学のための 英語論文の基本表現

52018-7 C3011　　　　A5判 208頁 本体3000円

実際の論文から集めた約400の例文を，文章パターンや解説，和訳とあわせて論文構成ごとに提示。アメリカ心理学会（APA）のマニュアルも解説。〔構成〕心理学英語論文の執筆法／著者注／要約／序文／方法／結果／考察／表／図

日大 羽生和紀著

心理学のための 英語論文の書き方・考え方

52019-4 C3011　　　　A5判 196頁 本体2800円

英語論文の発想や考え方からスタイル・投稿の心構えまでわかりやすく解説。〔内容〕構成・展開・文章のスタイル／文体・文法／単語の選び方／英語力／内容の法則／論文の構造分析／表と図／投稿・再投稿／Q&A／参考図書・引用文献

前筑波大 海保博之監修　京大 桑原知子編
朝倉心理学講座9

臨　床　心　理　学

52669-1 C3311　　　　A5判 196頁 本体3400円

臨床心理学の基礎と理論を紹介する。〔内容〕概説／基礎―人格・発達・アセスメント／対象―神経症圏・精神病圏・心身症・境界例・実存的課題／アプローチ―精神分析・ユング派・行動療法・ロジャーズ派／応用―教育・医療・司法

前筑波大 海保博之監修　前早大 小杉正太郎編
朝倉心理学講座19

ストレスと健康の心理学

52679-0 C3311　　　　A5判 224頁 本体3600円

心理学的ストレス研究の最新成果を基に，健康の促進要因と阻害要因とを考察。〔内容〕I 健康維持の鍵概念（コーピングなど）／II 健康増進の方法（臨床的働きかけを中心に）／III 健康維持鍵概念の応用／ストレスと健康の測定と評価

前筑波大 海保博之監修　筑波大 松井　豊編
朝倉実践心理学講座8

対人関係と恋愛・友情の心理学

52688-2 C3311　　　　A5判 200頁 本体3400円

基礎理論・生じる問題・問題解決の方法・訓練を論じる。〔内容〕I. 対人関係全般（ストレス，コーピングなど）／II. 恋愛（理論，感情，スキルなど）／III. 友情（サークル集団など）／IV. 組織（対人関係力，メンタリングなど）

日大 横田正夫・東京造形大 小出正志・
宝塚造形芸術大 池田　宏編

アニメーションの事典

68021-8 C3574　　　　B5判 472頁 本体14000円

現代日本を代表する特色ある文化でありコンテンツ産業であるアニメーションについて，体系的に論じた初の総合事典。アニメーションを関連諸分野から多角的に捉え，総合的に記述することによって「アニメーション学」を確立する。〔内容〕アニメーション研究の範疇と方法／アニメーションの歴史（日本編，アジア編，ヨーロッパ編，アメリカ編，その他諸国編）／文化としてのアニメーション／サブカルチャー／日本の教育における映像利用／専門教育／キャラクターの心理学／他

日本睡眠学会編

睡　　眠　　学（第2版）

30120-5 C3047　　　　B5判 712頁 本体28000円

睡眠・覚醒のしくみに関する研究の進展が著しい「睡眠科学」，現代社会の多様な睡眠問題を扱う「睡眠心理・社会学」，睡眠障害国際分類第3類（ICSD-3）を基に内容を刷新した「睡眠医学」の3部構成による学会編集の決定版。〔内容〕睡眠の動態／睡眠・覚醒調節の液性機構／睡眠の分子生物学／睡眠と生理機能／睡眠の研究法／睡眠不足と眠気／発達と個人差／睡眠と夢／睡眠環境／睡眠障害の症候／睡眠障害の検査／不眠症，不眠障害／睡眠呼吸障害／概日リズム睡眠・覚醒障害／他

日大 横田正夫監修・編

シリーズ〈公認心理師の向き合う精神障害〉1

心理学からみた統合失調症

52617-2 C3311　　　　A 5 判 152頁 本体2600円

今まで医学的な見方，考え方が中心であった統合失調症について，心理学の研究の方法論に基づき，心理検査等の臨床データの蓄積などを通して組み立てられた心理的な見方，考え方，さらには心理学で何ができるのかを公認心理師に提示。

前筑波大 松井　豊編著

看護職員の惨事ストレスとケア
―災害・暴力から心を守る―

33011-3 C3047　　　　A 5 判 132頁 本体2500円

看護職員が日常業務や自然災害で被る惨事ストレスとそのケアのあるべき姿を解説。〔内容〕惨事ストレスとは／日常業務で看護職員が被る惨事ストレス／被災した看護職員・看護管理職員の惨事ストレス／被災した看護職員のストレスケア／他

Peirce, J. 他著　京大 蘆田　宏・愛媛大 十河宏行監訳

PsychoPyでつくる心理学実験

52029-3 C3011　　　　A 5 判 328頁 本体4800円

心理学実験作成環境の開発者による解説書。プログラミングなしに作成可能な基本から，Pythonによる上級者向けの調整まで具体的な事例を通して解説。〔内容〕画像／タイミング・刺激／フィードバック／無作為化／アイトラッキング／他

筑波大 尾崎幸謙・明学大 川端一光・
岡山大 山田剛史編著

Rで学ぶ マルチレベルモデル［入門編］
―基本モデルの考え方と分析―

12236-7 C3041　　　　A 5 判 212頁 本体3400円

無作為抽出した小学校からさらに無作為抽出した児童を対象とする調査など，複数のレベルをもつデータの解析に有効な統計手法の基礎的な考え方とモデル（ランダム切片モデル／ランダム傾きモデル）を理論・事例の二部構成で実践的に解説。

筑波大 尾崎幸謙・明学大 川端一光・
岡山大 山田剛史編著

Rで学ぶ マルチレベルモデル［実践編］
―Mplusによる発展的分析―

12237-4 C3041　　　　A 5 判 264頁 本体4200円

姉妹書［入門編］で扱った基本モデルからさらに展開し，一般化線形モデル，縦断データ分析モデル，構造方程式モデリングへマルチレベルモデルを適用する。学級規模と学力の関係，運動能力と生活習慣の関係など5編の分析事例を収載。

旭川医大 高橋雅治・
D.W. シュワーブ・B.J. シュワーブ著

心理学英語［精選］文例集

52021-7 C3011　　　　A 5 判 408頁 本体6800円

一流の論文から厳選された約1300の例文を，文章パターンや解説・和訳とあわせて論文構成ごとに提示。実際の執筆に活かす。〔構成〕本書の使い方／質の高い英語論文を書くために／著者注／要約／序文／方法／結果／考察／表／図

日本基礎心理学会監修
坂上貴之・河原純一郎・木村英司・
三浦佳世・行場次朗・石金浩史責任編集

基礎心理学実験法ハンドブック

52023-1 C3011　　　　B 5 判 608頁 本体17000円

多岐にわたる実験心理学の研究法・実験手続きを1冊で総覧。各項目2ないし4頁で簡潔に解説。専門家・学生から関心のある多様な分野の研究者にも有用な中項目事典。〔内容〕基礎（刺激と反応，計測と精度，研究倫理，など）／感覚刺激の作成と較正（視覚，聴覚，触覚・体性など）／感覚・知覚・感性（心理物理学的測定法，評定法と尺度校正など）／認知・記憶・感情（注意，思考，言語など）／学習と行動（条件づけなど）／生理学的測定法（眼球運動，脳波など）／付録

慈恵医大 宮田久嗣・帝京大 高田孝二・
都医学総研 池田和隆・（株）LSI 廣中直行編著

アディクションサイエンス
―依存・嗜癖の科学―

52025-5 C3011　　　　B 5 判 308頁 本体7400円

アルコール健康障害対策基本法の制定やIR推進法案の可決等により，社会的関心が高まっている依存症・嗜癖（アディクション）について，基礎研究の最前線の姿を伝えるとともに臨床実践のあるべき姿を探る。〔内容〕1. 薬物依存研究の基礎（薬物自己投与，薬物弁別等）／2. 基礎研究の展開（神経機構，脳機能解析等）／3. 依存・嗜癖問題の諸相（アルコール，ギャンブル，インターネット等）／4. 治療と回復の取り組み：臨床医の立場から（薬物療法，認知行動療法等）

上記価格（税別）は 2020 年 11 月現在